最強の油・MCTオイルで病気知らずの体になる!

認知症、糖尿病、うつ病予防&ダイエット効果も

宗田マタニティクリニック院長
宗田哲男

河出書房新社

はじめに

MCT（中鎖脂肪酸）オイルは健康長寿のために必須のオイルです

最近話題のMCT（Medium Chain Triglyceride　中鎖脂肪酸）オイルは、ココナッツ（ココヤシ）やパームヤシ（アブラヤシ）の種子から作られる、構造が短く体内に入ると吸収されやすい中鎖脂肪酸100％のオイル。一言でいうなら、肝臓でケトン体（糖の代わりに、脂肪から作られるエネルギー）をすばやく作れるオイルです。

MCTオイルを摂るとき、糖質制限もセットで考えていただく必要があります。なぜなら、糖質を制限したときとしないときでは、体内で作られるエネルギーの回路がまるで違うからです。糖質を摂ると「解糖系」という糖質回路がまず働きます

（糖質回路）。ところが糖質が制限されたときには、糖質の代わりに肝臓で脂肪からケトン体が作られます（ケトン体回路）。これらの回路はお互い拮抗しあうため、糖質を摂りすぎた状態では、ケトン体回路は働きません。

糖質をエネルギーにすればいいのではと思うかもしれませんが、過剰な糖質摂取はいろいろな弊害がでてきます。まず、血糖値コントロールがうまくいかず、糖尿病、肥満などの生活習慣病になるリスクがあります。一方、ケトン体回路では、脂肪をエネルギーとするので血糖値は上がりません。

ＭＣＴオイルは、そのケトン体回路を作りやすくしてくれるすばらしい魔法のオイルなのです。

また、脳のエネルギー源はブドウ糖とよくいわれますが、年をとると吸収されにくくなり、結果、エネルギーが足りないために認知症の引き金にも。そのとき、糖の代わりに、エネルギー代謝を助けてくれるのが中鎖脂肪酸でできたＭＣＴオイルです。脂肪から作られるエネルギーは、糖のエネルギーに比べてとても大きいので、持ちがいいというメリットもあります。

本書では、糖の摂りすぎがもたらす病気のメカニズムと、中鎖脂肪酸がそれらの病気の予防にいかに役立つかを解説しています。

ＭＣＴオイルは40年前からてんかんの患者さんや、療養中の患者さんなどに医療現場で活用されてきたオイルですが、認知症が改善したり、がん、うつ、肥満予防にも効果があることが解明されつつあります。

これからますます馴染みのあるオイルとなると思いますが、本書でＭＣＴオイルのよさを知り、健康長寿に役立ててほしいと思います。

宗田哲男

目次

最強の油・ＭＣＴオイルで病気知らずの体になる！
認知症、糖尿病、うつ病予防＆ダイエット効果も

第3章 MCTオイルで病気を予防する①
——糖尿病

第4章 MCTオイルで病気を予防する②
——認知機能、うつ、がん

第5章 MCTオイルでこんな効果も!

付記

Staff

アートディレクション　尾崎文彦（tongpoo）
ブックデザイン　目黒一枝、藤原瑞紀、島崎未知子（tongpoo）
撮影　山本ひろこ
　　　安田 裕
イラスト　西田ヒロコ
栄養計算　足達芳恵
編集協力　松井和恵
編集制作　早草れい子

参考文献

宗田哲男『ケトン体が人類を救う　糖質制限でなぜ健康になるのか』（光文社新書）
宗田哲男『「ケトン体」こそ人類史上、最強の薬である』（カンゼン）
宗田哲男（監修）『ケトン体ダイエットレシピ』（扶桑社）
江部康二（監修）『増補新版　食品別糖質量ハンドブック』（洋泉社）
大平万里『「代謝」がわかれば身体がわかる』（光文社新書）
斎藤糧三、大柳珠美（監修）『糖質オフと栄養の科学』（新星出版社）
佐藤拓己『体内年齢がよみがえる科学 ケトン体革命 - 究極のアンチエイジング理論 - 』（エール出版社）
白澤卓二『2週間で効果がでる！　ケトン食事法』（かんき出版）
白澤卓二（監修）『アルツハイマーの改善＆予防に！　ココナッツオイルでボケずに健康』（主婦の友社）
富永康太『糖質制限をしてもやせない7つの原因：やせない原因がわかればダイエットは上手くいく』Kindle版
長友佑都『長友佑都の食事革命』（マガジンハウス）
溝口徹『図解でわかる最新栄養医学 「うつ」は食べ物が原因だった！』（青春出版社）

第1章
MCTオイルの潜在的パワー

縁の下の力持ち
ケトン体の産生を促す中鎖脂肪酸とは？

中鎖脂肪酸は40年の間、てんかんや家族性高コレステロール血症の患者さんのほか、手術後の患者さんや未熟児への栄養補給などの治療に使われてきた油ですが、90年代に入り、一般食用油として生活習慣病予防への利用などにも広がりをみせてきました。ダイエット時や、高齢者やスポーツ時のエネルギー補給に用いられているほか、今後注目されるのが、**糖尿病、認知症やアルツハイマー病、パーキンソン病、がん、うつといった分野での活用**です。

中鎖脂肪酸は糖質制限のもとでケトン体を多く産生します。中鎖脂肪酸はＭＣＴオイル、ココナッツオイル、パームオイル、母乳などに含まれますが、なんといっても注目すべきそのパワーは、ケトン体をすばやく生成すること。通常、ケトン体はブドウ糖が枯渇すると、代替のエネルギーとして肝臓で産生されるものですが、**中鎖脂肪酸を摂ることでより効果的にケトン体エネルギーを作ることができるのです。**

私は２００８年に糖尿病と診断され、糖質制限をすることで半年後には15kgの減量に成功し、糖尿病を克服しました。糖質制限をするとエネルギー回路がケトン体に切り替わるのですが、体重減少だけでなく、さまざまな体調維持に役立つことを体で実感しています。

最近はケトン体の出をよくするMCTオイルを入れたバターコーヒーを朝と昼飲んで、ケトン体質をキープしています。産婦人科医ですから、毎日診察やお産で忙しくしていますが、体調を崩すことなく、元気に過ごしています。

糖質過多だったときには、眠くなったり、疲れやすくなったりしましたが、**ケトン体質をキープするようになってからは、持久力もアップしたのではないかと思います。**そんな自身の体験があるからこそ、ケトン体について探求するようになりました。

ケトン体というとまだ聞き慣れない方も多いかもしれません。**ヒトのエネルギー代謝には糖質回路（ブドウ糖‐グリコーゲン）と、ケトン体回路（脂肪酸‐ケトン体）の2つ**があります。これまでは、「糖質回路」の方が人体の基本的なエンジンだとされてきました。

しかし糖質回路は、激しい運動のときや糖質を摂っているときのエンジンであり、このエンジンはエネルギー切れを起こしやすいという特徴があります。一方、ケトン体回路では、糖が枯渇してくると脂肪酸の分解によって肝臓で作られ、血液中に出されます。

ケトン体（英：Ketone bodies）とは、脂肪酸ならびにアミノ酸の代謝産物で、アセトン、アセト酢酸、3‐ヒドロキシ酪酸（β‐ヒドロキシ酪酸）のことを、まとめてケトン体といいます。**基礎代謝の多くを占める骨格筋や心筋は、エネルギー源のほとんどが脂肪酸‐ケトン体で動いています。**縁の下の力持ち的存在なのです。

ケトン体回路と糖質回路のしくみ

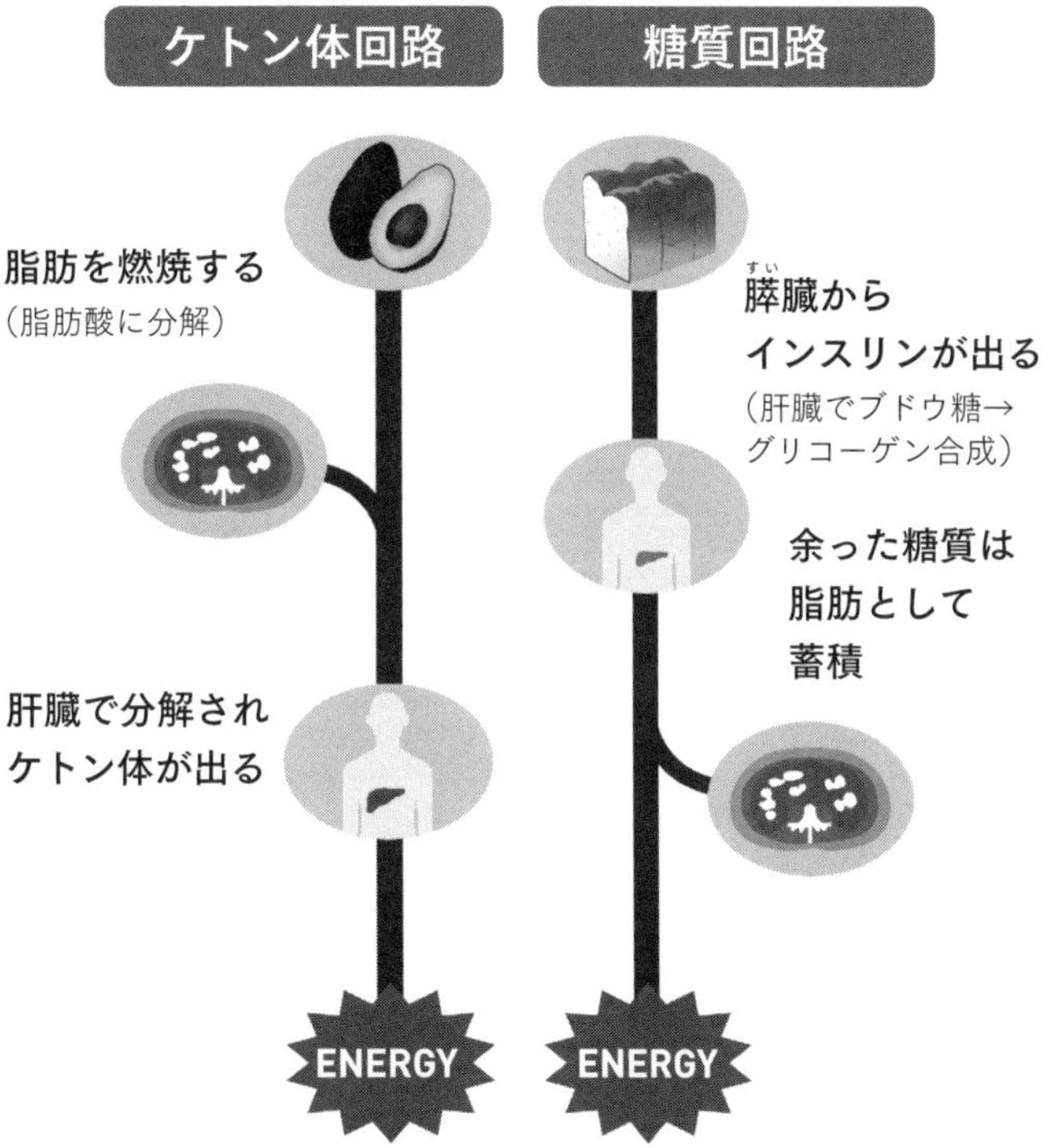

糖質回路では、エネルギーの産生に使われずに余ったブドウ糖は脂肪として蓄積されます。一方ケトン体回路は、体内の脂肪を燃料させエネルギーを産生します。

つまり私たちは、**ごく日常的に毎日24時間、「脂肪酸-ケトン体」エネルギーシステムを利用して生きています。**脂肪酸やケトン体は、細胞内のミトコンドリアで代謝されますから、ミトコンドリアのない赤血球ではブドウ糖しか使えませんが、それ以外の臓器、たとえ「脳」でも、ケトン体が使えます。

少し難しいのですが、脂肪酸は分子量が大きいために血液脳関門を通過できませんが、ケトン体は通過できますし、最近では、むしろ脳神経系はブドウ糖よりもケトン体との親和性があり、ケトン体は脳にとっては保護的な作用があるといわれています。このことは第4章で説明しています。

健康であっても高齢になると糖代謝は低下するといわれています。糖代謝が鈍くなるとエネルギー不足で神経細胞活動が弱まって、細胞死が起こり、その結果起こるのがアルツハイマー病です。そこで是非注目したいのがケトン体回路なのです。**ケトン体でブドウ糖を補う代替エネルギーとして脳神経を活性化させることで、認知症やアルツハイマー病などの予防に役立つことが近年研究されてきています。**

ところが医学界でもケトン体が「飢餓のときなど、糖質回路が働けないときのサブエンジン」だと思われてきたこともあり、いまだに危険なものだと思われているのは残念なことです。本書で誤解を解いて、ケトン体を使う生き方がどんな効果をもたらすか知ってほしいと思います。

古くて新しいケトン体の歴史
肉食を選んで生き残ったヒト属

ケトン体は人類の進化の過程でも重要な役割を担ってきています。

糖尿病などの生活習慣病の大きな原因に食生活の変化が挙げられますが、その元凶は糖質過多の生活によってもたらされているといってもいいでしょう。実は人間が穀物を食べだしたのは３０００年前くらいから。農耕文化以前は肉食だったのです。

700万年前から生存してきたヒト属は、20種くらい存在したということがわかっていますが、われわれホモ・サピエンス以外はすべて絶滅しています。

ヒトがチンパンジーなどの祖先と別れて、現在のヒトになってきた進化の歴史を見てみましょう。

700万年前の最も初期の人類は、アウストラロピテクスといって500ml程度の脳容積でした。そこから草食を主としたパラントロプスと、肉食を主としたホモ・エルガステル（エルガスター）に分かれていきます。パラントロプスは、脳容積は500mlとアウストラロピテクスと変わりませんでしたが、肉食であったホモ・エルガステルは700－1100mlになります。**脳容積の巨大化にいたった重大な契機は、肉食だったといわれています。**

ホモ・エルガステルこそは、今の人類ホモ・サピエンス（脳の容量は1400ml程度）の祖先です。そして毎日長時間、丈夫な歯で、硬い草の根を主に食べていた

ヒト科の脳容積

種類	分類	脳容積(ml)	食性
オランウータン	ヒト科	411	草食
ゴリラ	ヒト亜科	約500	
チンパンジー	ヒト族	394	
アウストラロピテクス・アフリカヌス	ヒト亜族	441	
パラントロプス	ヒト亜科	500	
ホモ・ハビリス	ヒト属	640	
ホモ・エルガスター	ヒト属	700−1100	肉食
ホモ・エレクトス	ヒト属	1040	
ホモ・ハイデルベルゲンシス	ヒト属	1100−1400	
ホモ・ネアンデルターレンシス	ヒト属	1450	
ホモ・サピエンス・サピエンス	ヒト属	1350	

出典：三上章允「脳の世界」
http://web2.chubu-gu.ac.jp/web_labo/mikami/brain/index.html

パラントロプスは、草食で粗食だったために絶滅します。もしヒトの祖先がベジタリアンであったなら、今も、チンパンジーたちと同じ生活をしているに違いありません。

脳が巨大化した原因のすべてがわかっているわけではありませんが、脳が、脂肪とコレステロールの集積した組織であることを考えると、肉食が圧倒的に有利だったことは間違いないのです。狩りをすることで知恵やエネルギーを使う脳には、栄養のよい肉や動物性脂肪が必要だったのです。**粗食の猿人は絶滅し、たんぱく質、脂肪を求めた美食の猿人は、進化の王道を歩んだのです。**

きわめて長い時間をかけて、現在のヒトは肉食を選んで生き残ったのですが、草食で滅びたパラントロプスの例を考えれば、今巨大にふくれあがった地球上のヒト属の人口を炭水化物が養っている中で、その食事がさまざまな病気を引き起こしていることも同時に考えねばなりません。人は肉食で進化した動物だということを忘れてはならないのです。

私は医師になる前は、北海道大学で地質学鉱物学を専攻していましたから、こういったことにはもともと興味があるのですが、地球の歴史から全球凍結、絶滅した生物、人類の起源などを掘り起こしてみると、そこには壮大なロマンとともに、学ぶべき事実があると思えます。

700万年の人類の歴史を考えると、初めの699万年の間は、狩猟、採集、漁労という生活だったので、**主にケトン体回路が中心だったのでしょう。**弥生時代以降の３０００年くらい前から農耕が始まり、新たに糖質回路を使うことが次第に増えてきました。

でも、脂肪を摂取している人類が、このケトン体回路に毎日お世話になっていることには変わりがありません。よく「体脂肪を分解して」などともいわれますが、実際には食べた脂肪が先に使われるのです。

ケトン体回路と糖質回路の両方があることは人類の強みです。これまで「通常、脳はブドウ糖しかエネルギー源として利用できません。だから必ず糖質、炭水化物を脳のために摂らなければなりません」といわれてきました。しかし、ヒトの歴史を考えてみれば、食料があふれているような時代はなかったのです。

飢えとの戦いが多かった時代には、糖質を摂れば、これを飢餓に備えて脂肪として蓄え、脂肪を摂れば、これを効率のよい、持久力のあるエネルギーとして、ケトン体回路に使っていたのです。つまり、「サブ」とか「非常時」のエンジンではなく、**実は、ケトン体回路が「メイン」のエネルギー源だったのです。**

最近のように、糖質を豊富に摂取できるようになってから、糖質回路を日常的に使うことが多くなってきています。しかし、**使いきれないくらいの糖質を摂取してしまうために、それを脂肪にして蓄えるようになって、肥満や糖尿病が増えてきたのです。**

その証拠に、人には「血糖を下げるホルモン」は、インスリン1種類しかありません。しかし、「血糖を上げるためのホルモン」は主に5種類（グルカゴン、コルチゾール、アドレナリン、成長ホルモン、甲状腺ホルモンなど）存在しています。ヒトの歴史が豊富な食料を前提にしていたわけではないため、低血糖で苦しむことを避けるための安全装置がいくつも形成されたということなのです（第2章で詳しく説明しますが、糖質を直接摂らずとも、肝臓では「糖新生」によってアミノ酸や乳酸などからブドウ糖を作ることができます）。

ケトン体回路は、ひたすら生きることの中枢を担っており、呼吸や心臓の拍動や主な筋肉の動きに関与しています。繰り返しますが、ケトン体は縁の下の力持ち的存在なのです。基礎代謝の多くのエネルギー源のほとんどが脂肪酸－ケトン体で動いているのです。ですから何日も食べるものがなくても心臓が止まったりしませんし、呼吸ができなくなるわけではないのです。またケトン体回路は糖質回路が動きだすと、静かに奥に引っ込みますが、でも休まず働いています。

一方の糖質回路は、すぐにエネルギー切れを起こしますし、ケトン体に比べてかなり効率も悪いのですが、日常的に手に入る糖質を得たことで人口も爆発的に増えてきたのです。

砂糖キビから手に入れていた砂糖も今は、巨大なアメリカのコーンシロップ産業が主力になって、大量に手に入ります。精製糖や砂糖の大量に入った食品群も作り出されました。キャップを開けたら、甘い飲み物が即座に口に入るという生活は、人類の歴史にはなかったことです。

こうして糖質過多の生活が加速してきたことで、当然新たな疾病が生まれます。肥満や糖尿病はその先頭を行くものでしょう。

そして栄養学でも医学医療でも、ヒトは糖質で生きるものだと思われてしまいました。

本来はケトン体で進化してきた人類なのに、医学界はいまだにケトン体を評価せず、まるで悪いものとして扱っています。糖尿病が管理不能なまでに悪化すると、その原因は、糖質の摂りすぎとコントロールすべきインスリンの量的質的欠乏、膵臓の劣化が原因なのに、表に出るケトン体が悪者扱いです。

こうしてヒトの進化の歴史を鑑みると、ケトン体回路で生きることの大切さ、ケトン体を中心にした生活を取り戻すことがいかに大切かが見えてくるのではないでしょうか？

一流医学誌に衝撃論文
「糖質の摂取増加で死亡リスク上昇」

２０１７年8月29日の医学雑誌『ランセット』のオンライン版に、衝撃の論文が掲載されました。

『ランセット』というのは、世界で最も権威のある医学雑誌のひとつです。その内容は、「**糖質の摂取増加で死亡リスクが上昇し、脂質の摂取が多いほど死亡率が低下する**」というものでした。

これまで日本の栄養指導では炭水化物6割という糖質過多の栄養指導が行われ、脂質はなるべく減らしましょうと指導されてきた（今もされている）わけですが、日本の従来の健康常識を真っ向から覆す内容だったのです。

この論文は、カナダ・マックマスター大学のMahshid Dehghan博士らが報告したもので、5大陸18ヵ国で全死亡および心血管疾患への食事の影響を検証した大規模疫学コホート研究の結果です。35〜70歳の13万5335例を2003年より7・4年間追跡調査しています。注目すべきは、栄養過剰の欧米のみのデータではなく、低、中、高所得国を含む18ヵ国を網羅したもので、その結果、次のことが関連付けられました。

※

①炭水化物の摂取量の多さは全死亡リスク上昇と関連

②総脂質および脂質の種類別の摂取は全死亡リスクの低下と関連

③総脂質および脂質の種類は、心血管疾患（ＣＶＤ）、心筋梗塞、ＣＶＤ死と関連していない

④飽和脂肪酸は脳卒中と逆相関している

つまり、高コレステロールで死亡リスクが上がるというのは根拠がなく、糖質制限をし、脂質をもっと摂って、ケトン体を出すことで死亡リスクが下がるということが裏付けられたといえるのではないでしょうか？

この研究について、糖質制限を日本に広めた第一人者の高雄病院理事長の江部《えべ》康《こう》二《じ》先生はこう述べています。

※

炭水化物６割以上は避けるべきである

この研究では、炭水化物が摂取量が60・８％以上の群では、死亡率が上昇するという結果が出ています。しかし、日本の医療現場などで指導されるカロリー制限食では、６割くらいの糖質量になってしまいます。これでは、糖尿病に限らず、生死にかかわる健康リスクが増大してしまいます。これまでの指導基準を改め、糖質量を控えた食事を指導するように変えていくべきでしょう。（中略）

※出典：東洋経済オンライン「糖質制限」論争に幕？一流医学誌に衝撃論文／「炭水化物は危険、脂質は安全」の波紋（2017年10月3日）より抜粋

「脂肪＝悪玉」説は世界的には否定されています。「食事でコレステロールをたくさんとっても、血液のなかのコレステロールが増えるわけではない」ということが最近の研究で明らかにされているのです。そこで、2015年2月にアメリカでは、栄養療法の指針が改定され、食事のコレステロールは気にしなくていいことになりました。日本でも、厚生労働省が「日本人の食事摂取基準」2015年版で、コレステロールの摂取基準を撤廃しました。にもかかわらず日本では、相変わらず「脂肪を減らしてその分、炭水化物を増やしましょう」という誤った指導が堂々と行われているのが現状です。早く認識を改めていただきたいものです。

脂肪、コレステロールが悪いというので、その代謝産物であるケトン体も悪いとされてきたのですが、逆になって炭水化物、糖質が悪いものとわかれば、ケトン体の見直しがされてくるでしょう。

ケトン体で期待できる健康効果

現代を生きる私たちの生活は、長い人類の歴史から見ると、糖質に支配されているといってもいいのではないでしょうか？　そして、糖質の摂りすぎによるさまざまな病気が私たちの体を爆発的に蝕《むしば》んできています。

糖尿病とは、血糖値を下げるインスリンの分泌が少なくなったり、効きが悪くなったりして、血液中からブドウ糖を取り込めなくなった状態です。血糖値は主に糖質を摂らなければ上がりません。また、体内で過剰になったブドウ糖は細胞などを作るたんぱく質と結びついて糖化を起こし、血管や血液を詰まりやすくさせ、糖尿病合併症を深刻化させていきます。

認知症の6割を占めるアルツハイマー病、パーキンソン病などは、脳の老化とともに脳のエネルギー源であるブドウ糖が取り込めなくなったことで、神経細胞にエネルギーが回らずに引き起こされます。

うつ病は、血糖値の乱高下やホルモンの不足が原因で起こるとされています。高血糖が問題にされますが、低血糖状態での脳の栄養不足もうつ病の原因になります。

がんはブドウ糖をエネルギーとして増殖します。そして血糖値を下げる働きのインスリンはがん細胞の増殖を促すリスクもあるということがわかっています。

これらの病気の元凶は、糖質を摂りすぎること、そしてそれによりインスリンの働きを狂わせることで起きるのです。

現代の栄養指導では「炭水化物は6割、たんぱく質、脂肪はそれぞれ2割を摂りましょう」とされますが、いかに矛盾しているかおわかりでしょう。これらの病気の予防として、糖質過多の生活を切り替えて普段は目立たないケトン体を出す生活を送ることが、いかに有益なことかご理解いただけるでしょうか？

ケトン体値は、糖質が足りているときには上がりません。糖質回路とケトン体回路はシーソーのような関係なのです。そのため、肥満や生活習慣病予備軍に当てはまるようであれば、糖質制限も大切です。

そして糖質制限をするときに、カロリーばかりを気にして、栄養不足になってはいけません。高たんぱく、高脂質な食べ物で栄養補給をすることも大切なのです。体は飢餓状態になることに備えて、逆に代謝を落として脂肪を蓄えてしまうからです。その際には、中鎖脂肪酸１００％のＭＣＴオイルをうまく利用しましょう。**中鎖脂肪酸は、糖質を使った代謝から、ケトン体代謝へと切り替えることができる大変優れた油です。**

そして糖質回路ばかりをメインエンジンにするのではなく、ケトン体回路を相互作用させて、健康長寿を目指していただきたいと思います。

脂肪酸の種類を知ろう

油脂は細胞膜の材料になる不可欠な栄養素ですが、特徴を知ってうまく取り入れましょう。

◆構造で分類

脂肪酸は、炭素（C）が鎖状につながった構造をしており、その鎖の長さや炭素の二重結合の数と位置によってさまざまな種類に分けられます。よく知られている「飽和脂肪酸」「不飽和脂肪酸」は、炭素の二重結合の有無で分類したものです。

炭素と炭素の間に二重結合のないものが飽和脂肪酸で、乳製品や肉などの動物性

脂肪酸の分類

	脂肪酸の分類	炭素数	脂肪酸名	主な食品
飽和脂肪酸	短鎖	2〜6	酢酸・酪酸・カプロン酸	バターなど
	中鎖	8	カプリル酸	MCTオイル、ココナッツオイルなど
		10	カプリン酸	
		12	ラウリン酸	
	長鎖	14－18	ミリスチン酸・パルミチン酸・ステアリン酸	ココナッツオイルほか動植物に分布
不飽和脂肪酸	長鎖 一価(n-9)	18	オレイン酸	オリーブ油など
	長鎖 多価(n-6)	18	リノール酸	コーン油・綿実油など
	長鎖 多価(n-3)	18－22	α－リレイン酸、EPA、DHAなど	アマニ油・魚油など

炭素数が13以上の長鎖脂肪酸はエネルギーとして代謝されにくく、体脂肪として蓄積されやすいので摂りすぎには注意しましょう。n-3系は生活習慣病予防に役立ち、中鎖脂肪酸はケトン体を出す優れた油なので意識して摂るようにしましょう。

脂肪に多く含まれ、二重結合のあるものが不飽和脂肪酸。これは植物性脂肪に多く含まれます。

さらに、不飽和脂肪酸は二重結合の数によって一価不飽和脂肪酸（二重結合が1つ）と多価不飽和脂肪酸（二重結合が2つ以上）に分類されます。

前者の一価不飽和脂肪酸は、二重結合のある位置によってｎ－9系脂肪酸（オメガ9系）と呼ばれます。後者の多価不飽和脂肪酸には、ｎ－3系脂肪酸（オメガ3系）とｎ－6系脂肪酸（オメガ6系）という2つのグループがあり、二重結合の数が多いほど、構造的に不安定で酸化しやすいという特性があります。

日本人が摂取するｎ－6系脂肪酸のほとんどはリノール酸。リノール酸は必須脂肪酸です。しかし、摂りすぎはアレルギーなどの炎症と関係することから、適度な摂取が大切です。

ｎ－3系脂肪酸には、調理油などに含まれている必須脂肪酸のα－リノレン酸、魚類に多く含まれるエイコサペンタエン酸（ＥＰＡ）やドコサヘキサエン酸（ＤＨ

A）などがあり、n－3系脂肪酸は不足すると皮膚炎などを生じます。一方、n－3系脂肪酸には生活習慣病の予防に役立つさまざまな働きとして、血中の中性脂肪を下げたり、不整脈を予防したり、血液をさらさらにして動脈硬化を防いだりすることなどがわかってきています。

◆鎖の長さで分類

さらに炭素の鎖の長さで分類すると、「長鎖脂肪酸」「中鎖脂肪酸」「短鎖脂肪酸」に分類されます。脂肪酸が腸管から吸収されるとき、脂肪酸の大きさ（炭素鎖の長さ）の違いによって代謝のされ方が異なるのですが、炭素数が13以上の長鎖脂肪酸はエネルギーとして代謝されにくく、体脂肪として蓄積されやすい脂肪酸です。

炭素数が８〜12の中鎖脂肪酸は、分子が小さいことから腸管で毛細血管に吸収され、門脈に入って肝臓へ運ばれ、速やかにエネルギー源となって代謝されます。そしてブドウ糖の補給が少ない状況ではケトン体産生に利用されるのです。

Doctor's Note1

ケトン体は、すぐ使える お手軽エネルギー

ケトン体は、赤血球と肝臓を除く全身の細胞で使われます。細胞に到達したケトン体（β－ヒドロキシ酪酸）は、ミトコンドリアでアセチルCoAにもどしてクエン酸（TCA回路）に入ります(P43参照)。

しかもケトン体は、多くの脂肪酸が、脳に入れないのに、たやすく血液脳関門を通過して、脳でも使われます。さながら宅配の味付け冷凍、あるいは真空パックのストック型食品のようで、すぐにチーンしたら使える便利なものと考えたらいいでしょう。

ケトン体は、原材料の脂肪がたくさんある上に、分子量が小さくて水に溶ける安全で、毒性がない、お手軽なエネルギーです。一方ブドウ糖は、効率が悪いうえ、蓄えができないという点でも、実は、不便なエネルギーなのです。

●ケトン体が脳でエネルギーになるしくみ

肝臓でつくられたケトン体は脳のエネルギー源となる

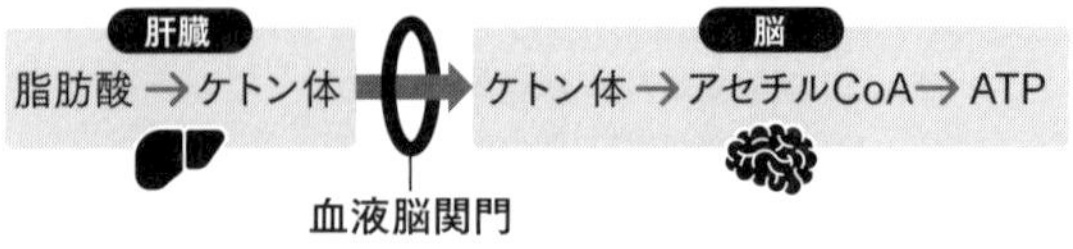

肝臓で脂肪酸から作られたケトン体は、血液脳関門を通過して脳内に入ります。脳内ではケトン体からアセチルCoAが合成され、このアセチルCoAが脳を構成する神経細胞のエネルギー源となるATPを生み出します。糖質だけが脳のエネルギー源ではありません。

第2章
糖質制限のもとで起きるケトン体の働き

エネルギー代謝のしくみを知ろう

◆細胞の中のエネルギー産生のしくみ

細胞内でエネルギーが作られるしくみには、２つのプロセスがあります。ひとつは細胞質でブドウ糖が使われてエネルギーになる「解糖系」、もうひとつは、細胞内の「ミトコンドリア」で行われる、ブドウ糖や脂質を原料にエネルギー産生する「クエン酸（ＴＣＡ）回路」です。これらのエネルギーとは最終的に、「アデノシン三リン酸（以下ＡＴＰ）」を作ることであるといわれます。**すべての細胞が活動するには、このＡＴＰというエネルギーが必要なのです。**ここで興味深いのは、ブドウ糖と脂質では、ＡＴＰを作る経路が異なるほか、作られるＡＴＰの量も異なるということ。

実はブドウ糖に比べて、脂質の方がはるかにＡＴＰの生産効率は高いのです。そ
れ以前に、仮に糖質だけで体に必要なエネルギーを賄おうとすれば、もともとの備
蓄が少ないので糖質を常時補給しなければいけないことになります。一方、大量に
貯蔵できて、ＡＴＰを大量に作ることのできる脂肪なら、しばらく何も食べなくて
もエネルギーが不足することはありません。そして、ケトン体が優勢な状態では脂
肪は脂肪酸やグリセロールに分解されて、ミトコンドリア内で膨大なＡＴＰを作り
出します。

◆血糖を常に一定に保つために、体内でも糖が作られる

通常、食べ物を摂ると、その成分は腸から血液に入り肝臓へと送られます。ごは
んなどの糖質は肝臓でグリコーゲンとして貯蔵され、分解されるとグルコース（ブ
ドウ糖）になりエネルギーとして使われるのです。たんぱく質はアミノ酸に分解さ

れた後に血液で全身に運ばれ、体の中に吸収されます。そして脂質は、脂肪酸とグリセリンに分解されます。

体内では血糖という形でグルコースがつねに流通しており、血糖値をつねに一定に保つ働きをしています。糖質を含む食事をすると血糖値が上がり、各細胞で血糖が消費されて、しばらくすると血糖値が下がるのですが、そうすると肝臓に蓄えられていたグリコーゲンがグルコースとして血液に放出され、血糖を保とうとします。

◆肝臓や腎臓で糖質を作り出す「糖新生」について

ところが、肝臓に蓄えられるグリコーゲンの量は最大で肝臓の重さの6～8％と限られており、蓄えが多くないのです。筋肉もグリコーゲンを蓄えますがこちらは筋肉専用なので、血糖値を上げるのには使えません。そこで肝臓はグリコーゲンが底をつくまえに自ら糖質を作るのですが、**この体内で糖質をまかなうしくみを「糖新生」といいます。**

肝臓で行われる3つの代謝

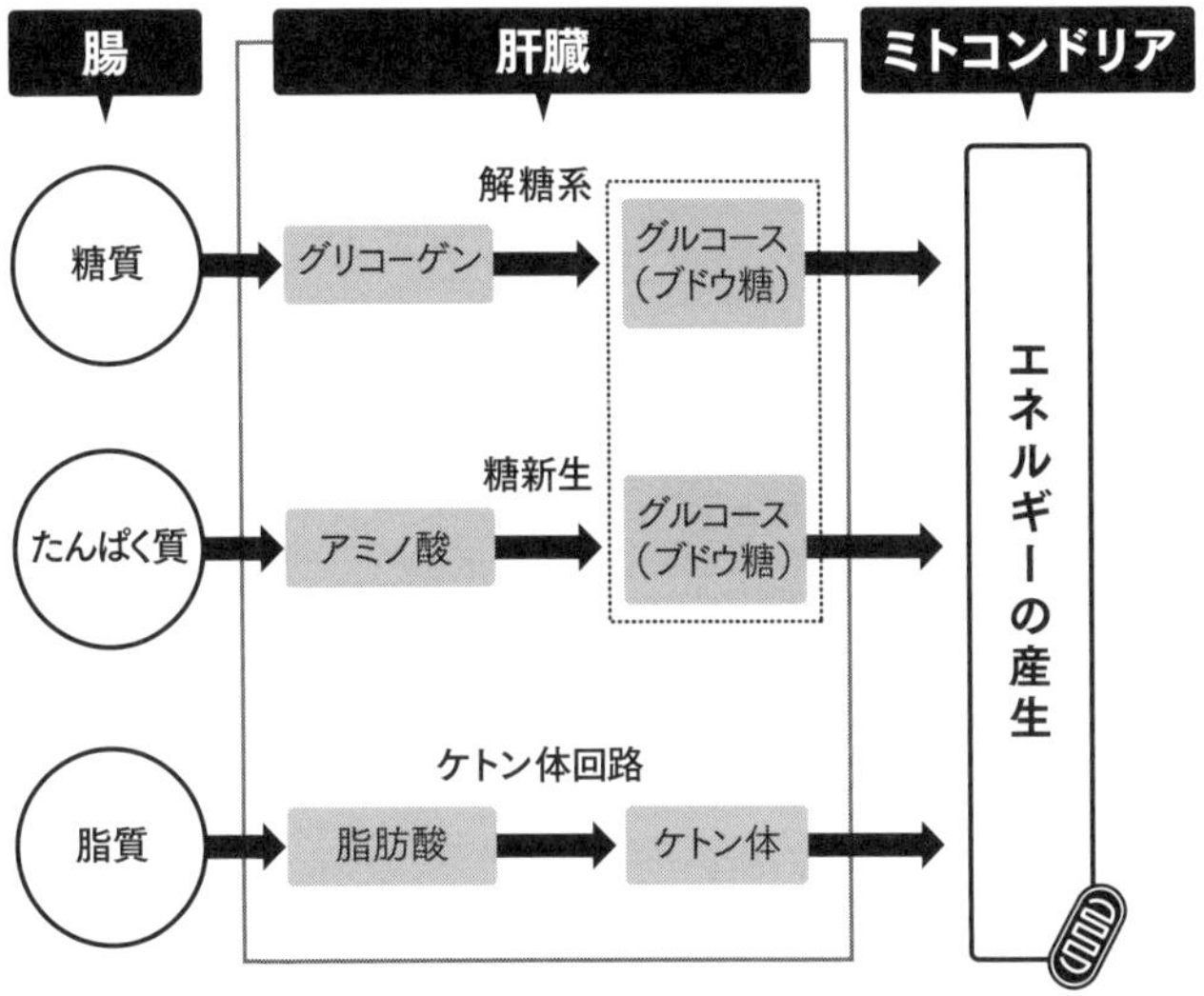

通常、食べ物を摂ると腸から血液に入り肝臓へ送られます。糖質は肝臓でグリコーゲンとして貯蔵され、分解されるとグルコース（ブドウ糖）になりエネルギーとして使われます。たんぱく質は絶食時などに肝臓で主にアミノ酸などからグルコースを作ります。ブドウ糖が枯渇した状態で脂肪酸が燃焼するとき、肝臓ではケトン体（アセト酢酸とβ-ヒドロキシ酪酸）という物質ができます。

血糖値が下がるとまずグリコーゲンから貯蔵分が使われます。そして、アミノ酸や運動時の筋肉で作られる乳酸などから糖新生が行われます。糖新生で作られたグルコースは全身へ運ばれて、エネルギー源として利用されたり、筋肉や脂肪細胞に貯蔵されたりしているのです。血糖値を維持する必要があるからこそ、人体には糖新生で糖質を作り出すしくみが備わっているのです。

◆脂肪酸からケトン体が作られるしくみ

ブドウ糖からエネルギーが作られるときは、まず解糖系でピルビン酸というものができて、さらにTCA回路でエネルギーになるのですが（❶）、**ブドウ糖がなくなると、このエネルギー回路が「脂肪を使え！」というようにギアチェンジされます（❷）**。ここで体内の脂肪が、肝臓に運ばれてケトン体合成に振り分けられるのです。

さらに、このケトン体は、水溶性なので、肝臓から解き放たれると、すばやく血流にのり、肝臓以外のほとんどの細胞で、高エネルギー源として活用されます。

糖質制限でケトン体が産生されるしくみ

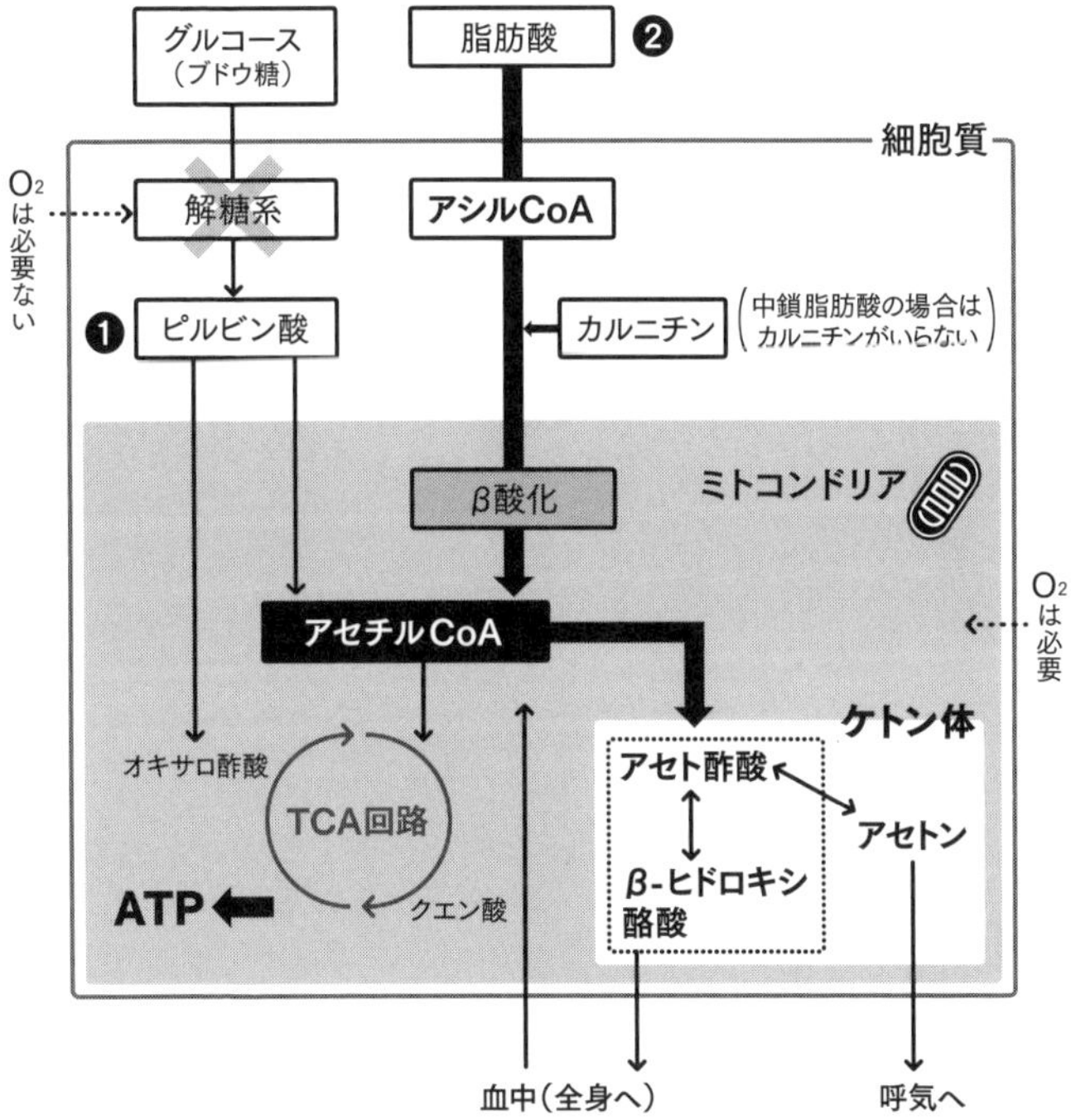

脂肪酸のβ酸化で作られるアセチルCoAの多くはTCA回路に入りますが、糖質制限などブドウ糖が少ない状況では、β酸化が盛んになり大量のアセチルCoAが生じ、TCA回路で処理できなかった余剰のアセチルCoAは肝臓でケトン体の合成に回されます。

脂肪酸からケトン体（アセト酢酸、β－ヒドロキシ酪酸、アセトン）が作られるしくみをもう少し説明しましょう。

ミトコンドリア内でエネルギーが作られるとき、細胞を動かす燃料が必要になります。これを「アセチルCoA」といいます。**ミトコンドリアを暖炉とみれば、アセチルCoAが燃料です。**

脂肪酸が肝臓に入ってくるとき、細胞質内では、「アシルCoA」になっており、ミトコンドリアの中に入ろうとします。ところがミトコンドリアの膜をこのままでは通過できないので、触媒の働きをする「カルニチン」と結合して、ようやくミトコンドリア内に入ります。

ところがこれで終わりではありません。アシルCoAは、体格がいいので、細かく分断されなくてはなりません。薪《まき》を組むとき、大木のままでは大きすぎるので薪割りが必要なイメージです。この薪割りを「β酸化」といいます。このβ酸化によってようやく使える状態の燃料であるアセチルCoAになります。それが燃え始める

脂肪酸から作られるエネルギーはパワフル

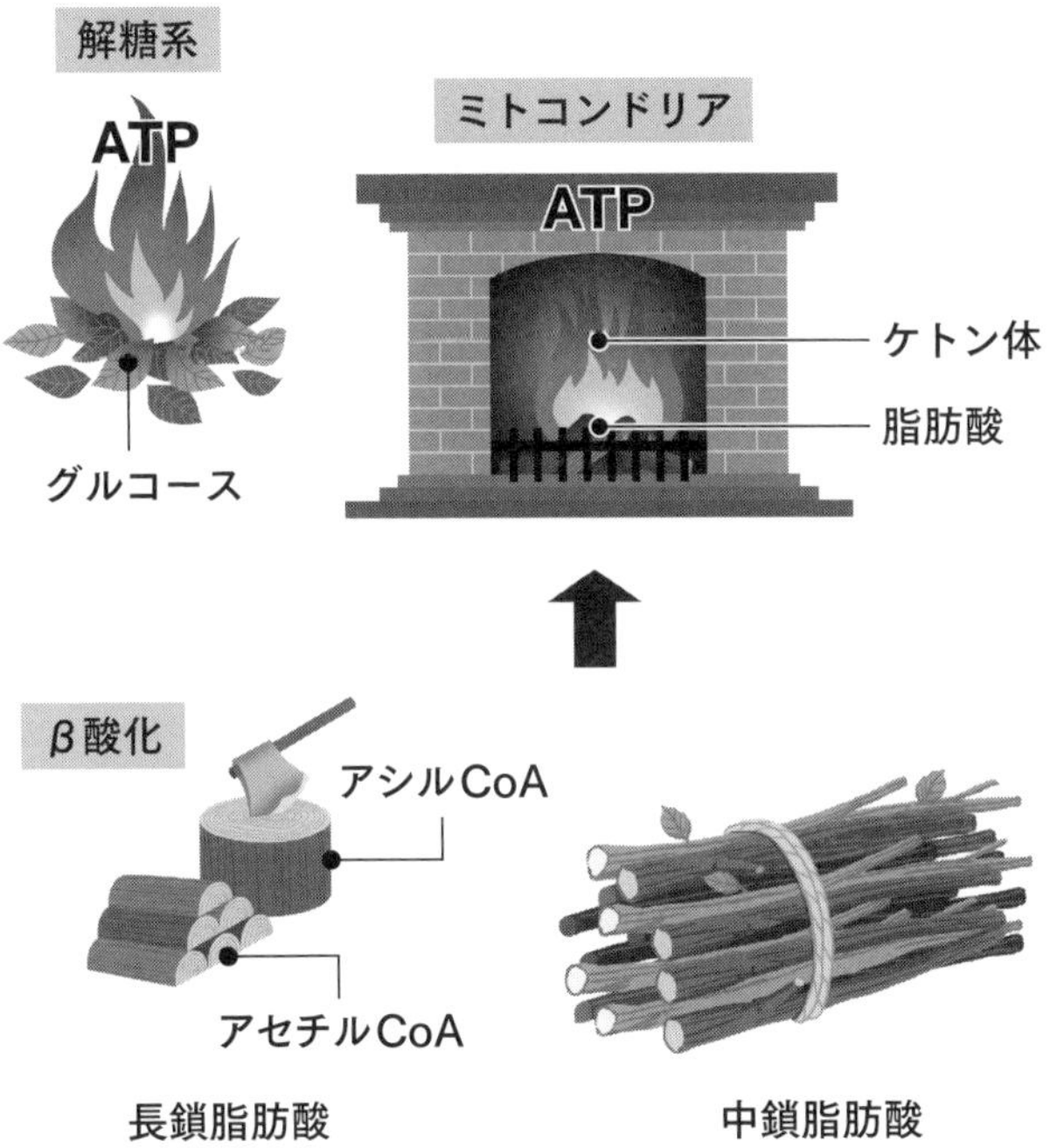

糖質のエネルギーは落ち葉焚きのように、燃えやすいが燃料切れも早いのです。一方、脂質のエネルギーは、暖炉で薪を燃やすように着火にやや時間がかかりますが、燃え出すと長く、火力も持ちもよく部屋もすぐ暖まります。燃料の材木は薪にしないと暖炉に入れられないように、脂肪酸は小さい分子に分けられて（β酸化）初めて薪として使えるようになります。長鎖脂肪酸は、薪割りの段階まで持って行くのに大変手間と時間がかかります。一方、中鎖脂肪酸はこの薪割りに至るまでの手間は非常に少なくて済むのです。

ことで、TCA回路が回るのです。そして、燃えるときに酸素が必要で、できるエネルギー量は糖質を燃料とするときよりも大きなものになります。そして、β酸化によって生じたアセチルCoAがあまりに多いと、TCA回路に入りきらずに、**余剰のアセチルCoAはケトン体というエネルギーを大量に作り始めるのです。**

◆中鎖脂肪酸（MCT）がケトン体産生が早いわけ

脂肪酸から変化したアシルCoAがミトコンドリアの中に入ろうとするとき、その大きさにより、触媒のカルニチンがいらない場合があります。それが中鎖脂肪酸を摂ったときです。

β酸化されるとき、鎖の長い長鎖脂肪酸の場合はカルニチンが必要になるのですが、鎖の短い中鎖脂肪酸のときはカルニチンがいりません。さらには、中鎖脂肪酸は腸で吸収されたら直接肝臓に運ばれてきます。つまり、中鎖脂肪酸はβ酸化に至るまでの手順が非常に単純でかつ迅速に行われるということです。これが長鎖脂肪酸の場合、β酸化に至るまでにカルニチンが必要なだけでなく、腸から吸収された後も様々な手続きが必要で時間も手間もかかります。

そのため、**中鎖脂肪酸は長鎖脂肪酸より約４倍も吸収が速く、代謝も５～10倍も速いといわれています。**

さらに、長鎖脂肪酸の場合は糖類が存在するとケトン体産生が抑えられますが、中鎖脂肪酸の場合は糖質の影響をほとんど受けずにケトン体が多量に産生されるといわれています。**つまり、中鎖脂肪酸を利用すると肝臓ですぐにケトン体を大量に産生することができるわけです。**いわば、長鎖脂肪酸は焚き木にするまでの処理が大変な丸太のような存在とすれば、中鎖脂肪酸は簡単に拾って集められて処理も容易な小枝のような存在なのです。

このケトン体は水溶性なので、赤血球と肝臓を除く、全身の細胞で使われます。細胞に到達したケトン体のひとつのβ－ヒドロキシ酪酸は、ミトコンドリアで燃料であるアセチルＣｏＡにもどして、クエン酸回路に入っていきます。このケトン体は、脂肪酸が脳に入れないのに比べてたやすく血液脳関門を通過し、脳でも使われます。

ケトアシドーシスについて

ケトン体を悪者と決めつける従来の医師たちがとても恐れている「ケトアシドーシス」というのは、いったいどういう状態なのでしょうか。

ケトアシドーシスは、血中のケトン体が増加した状態です。ケトジェニック、セミケトジェニック状態では、血中のケトン体値は通常よりも増えてきます。血液がpH7・35以下の酸性に傾くことをアシドーシス（酸性血症）といい、意識障害や呼吸不全などの重篤な症状が起こります。ケトン体のアセト酢酸、β－ヒドロキシ酪酸は酸性物質であるため、血中にケトン体が多い状態はケトアシドーシスといわれているのです。

しかし、私の診た症例では、１型糖尿病でケトン体値（β－ヒドロキシ酪酸）が５０００μmol/L（基準値85μmol/L以下）を超えていても、普通に生活できてまったく危険ではありませんでした。２型糖尿病でも５０００μmol/Lを超えていた方もいますし、正常妊婦で７０００μmol/Lを超えてお産をした方もいます。

通常はそのような数値の場合、「ケトアシドーシス」の症状が出るはずなのですが、実際には症状は出ていないのです。つまり「アセト酢酸とヒドロキシ酪酸が多いから、アシドーシスの症状が出る」というのは間違いだといわざるをえません。

私の診ていた患者さんたちはケトン体が高いときにも、血糖値は正常値を示していました。インスリンも、少ないけれども働いていました。もちろん、ケトアシドーシスの症状は出ていません。一方の、**「糖尿病性ケトアシドーシス」と呼ばれる状態（症状）のときには、ほとんど高血糖が起こっています。**血糖値が４００～６００mg/dl、あるいは１０００mg/dlくらいになっている方もいます。このとき、インスリンの働きは極端に落ちています。

特に、糖質過多の清涼飲料水を飲んだ場合のペットボトル症候群は、激しく高血糖になります。このときのケトン体値は意外に高くはなく、**その本当の主因は、「ケトーシス」（高ケトン血症）ではなくて「高血糖」と「低インスリン」にあるのです。**

2型糖尿病のひとつペットボトル症候群の場合、（高血糖の繰り返しによって起きる）口の渇きを糖分を含む清涼飲料水で補おうと多飲することで「高血糖」を制御できなくなり、インスリンの作用と分泌の低下を引き起こし、血糖値をコントロールできなくなり「高血糖」となって、よくアシドーシスを起こします。つまり、急激で過剰な糖質摂取によって引き起こされた「インスリンの作用分泌不足」が「糖尿病性ケトアシドーシス」の本質なのです（薬剤性には低血糖性アシドーシスというものも存在します）。

つまり、アシドーシスになるのは決してケトン体が原因なのではありません。むしろ乳酸やほかの有機酸などの問題ではないかと思っています。

私のところにやってきた糖質制限の妊婦さんをみれば明らかなように、ケトーシスは、糖質を摂っていないときには普通のことで、そのことが問題なのではなく、「高血糖を起こしてしまう」ことが問題なのです。

こうしてみてくると、「ケトアシドーシス」という呼び方自体に問題があることがわかってきます。

「糖尿病性ケトアシドーシス」とは、本来「インスリン作用不足高血糖制御不能状態」というべきものであって、ケトン体は、結果であって直接には関係ないのです。ケトン体そのものには何の毒性もありません。たとえ基準値が20～80μmol/Lのヒドロキシ酪酸が100倍になっても、普通に暮らせますし、体はかえって快適です。

私も糖質制限を始めたころは、ケトン体は2000μmol/Lを超えていましたし、今も600～1000μmol/Lくらいはあります。

これが血糖値の場合には、もし基準値100mg/dlの5倍になれば意識障害が来ますし、10倍になって1000mg/dlになったら、放置すれば命は失われます。

高血糖は、高ケトンよりはるかに危険です。血糖値は極めて狭い範囲に制御されなければならないのです。ところがケトン体は無害ですから、10倍になっても何も起こりません。ですから、「ケト」の字を抜いて、「糖尿病性アシドーシス」と呼ぶべきなのです（これは重要です！）。繰り返しになりますが、アシドーシスとあるものの、酸性化していることは解決しなければならないですが、高血糖であることを補正すれば解決します。

いかがでしょうか？　糖質とケトン体の代謝のしくみがおわかりいただけたでしょうか？　シャイで誤解されがちなケトン体ですが、実は偉大な存在なのです。ケトン体のしくみを正しく理解していただくことで、**正しい栄養と脂肪の選択がいかに体に影響を及ぼすかおわかりいただけたと思います。**

次章からは、ＭＣＴオイルで、糖尿病、認知症、がん、うつ病といった病気がどのように予防できるかを紹介しましょう。

第3章

MCTオイルで病気を予防する①

——糖尿病

糖尿病のはじまりは、食事から過剰に糖を摂りすぎること

◆半年で数値が正常値に！

日ごろの食事や運動の習慣から引き起こされる生活習慣病の中でも、糖尿病は食事の内容がダイレクトに現れる病気です。実は、私自身も10年前に糖尿病を発症した、元糖尿病患者の一人です。

実家は菓子屋で、甘いものもお米も大好きな無類の糖質好きでしたから、40歳を超える頃から、肥満体型を否定できなくなりました。

そして60歳を超えたところで、空腹時血糖が３０８mg/dl、１~２ヵ月間の血糖値の推移を示すヘモグロビンＡ１c値は９・０％（基準値は６・２未満）となり、糖

尿病と診断されたのです。私も医師ですから、カロリー制限をした食事、定期的な運動習慣、血糖値を下げるための薬による治療が必要であることはわかっていました。友人には、糖尿病の専門医もいましたから、本来は彼の治療を受けるべきだったでしょう。

でも私は、導かれるように書店で、釜池豊秋《かまいけとよあき》先生の『糖質ゼロの食事術』（実業之日本社）という本に出会い、「**血糖値を上げるのは糖質だけである。糖質を摂らなければ、血糖値は上がらず、糖尿病にはならない**」という一文を目にしたのです。

それからは、糖尿病専門医の言うことは聞かず、釜池先生の本が糖尿病克服のバイブルです。本に紹介されている通りに、一日１食で糖質を極力摂らない食事を実践しました。

すると、わずか１ヵ月で驚くような変化が現れたのです。84kgあった体重は77kgに、空腹時血糖は90mg/dl前後に、ヘモグロビンA1c値は７%台にまで安定していました。

加えて、中性脂肪値（基準値は１５０mg/dl未満）は３４９mg/dlから64mg/dlへ、肝機能の状態を示すγ－ＧＴＰ（基準値は50IU/L以下）は、２８８IU/Lから１１０IU/Lになったのですから、医師としても大きな変化に目を見張りました。

後日、釜池先生にお目にかかる機会があった際に、心からお礼を申し上げたのはいうまでもありません。

それからも、一日１食の糖質制限を続けたところ、半年後には体重が69kgとなり、ヘモグロビンＡ１cの数値は５・２％と基準値内になりました。肥満の目安でもある内臓脂肪と皮下脂肪の面積も大幅に減って、ウエストは、95・５㎝から88・１㎝へのサイズダウンです。

現在は、朝と昼はＭＣＴオイルを入れたバターコーヒーだけで、夜は肉をたっぷりと３００gほど食べるでしょうか。もちろん、血液検査などの数値はすべて基準値内となり、健康そのものです。私は、糖質制限によって糖尿病を過去のものにすることに成功しました。

宗田先生のケトン生活の成果

体重の変化

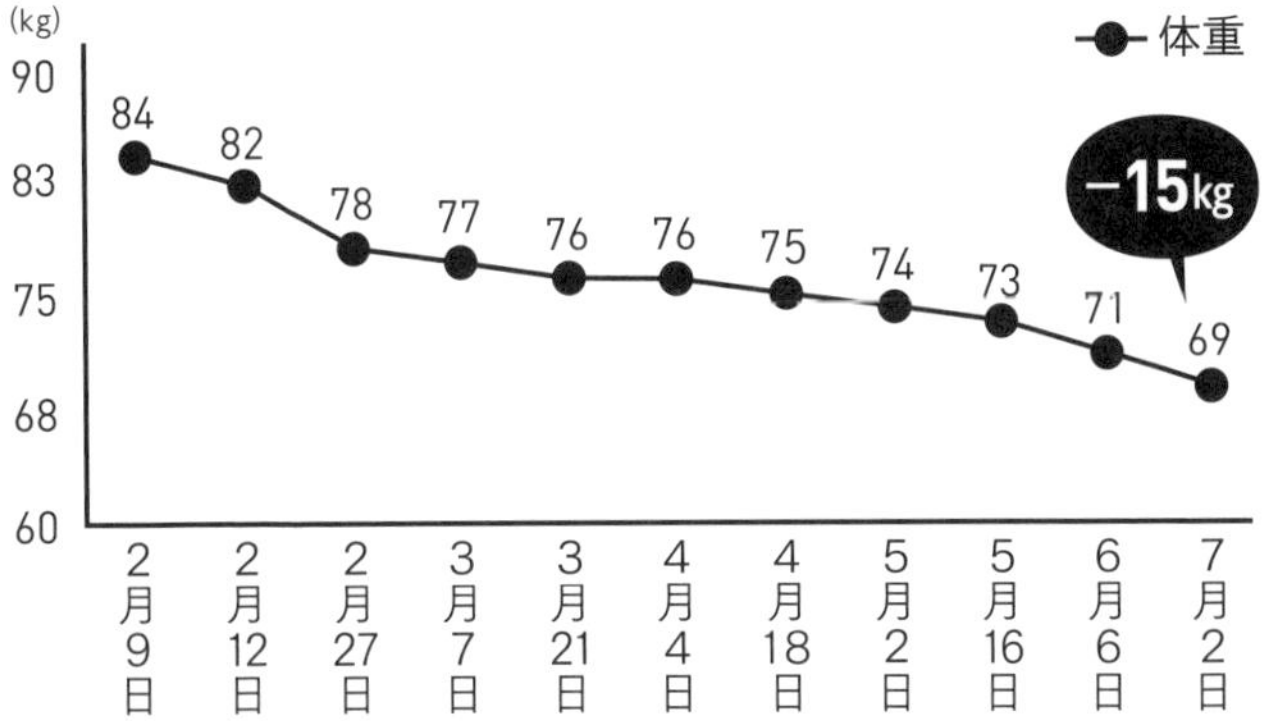

2008年2月に84kgの体重が、約半年後には69kgと順調に減量に成功。

ヘモグロビンA1c

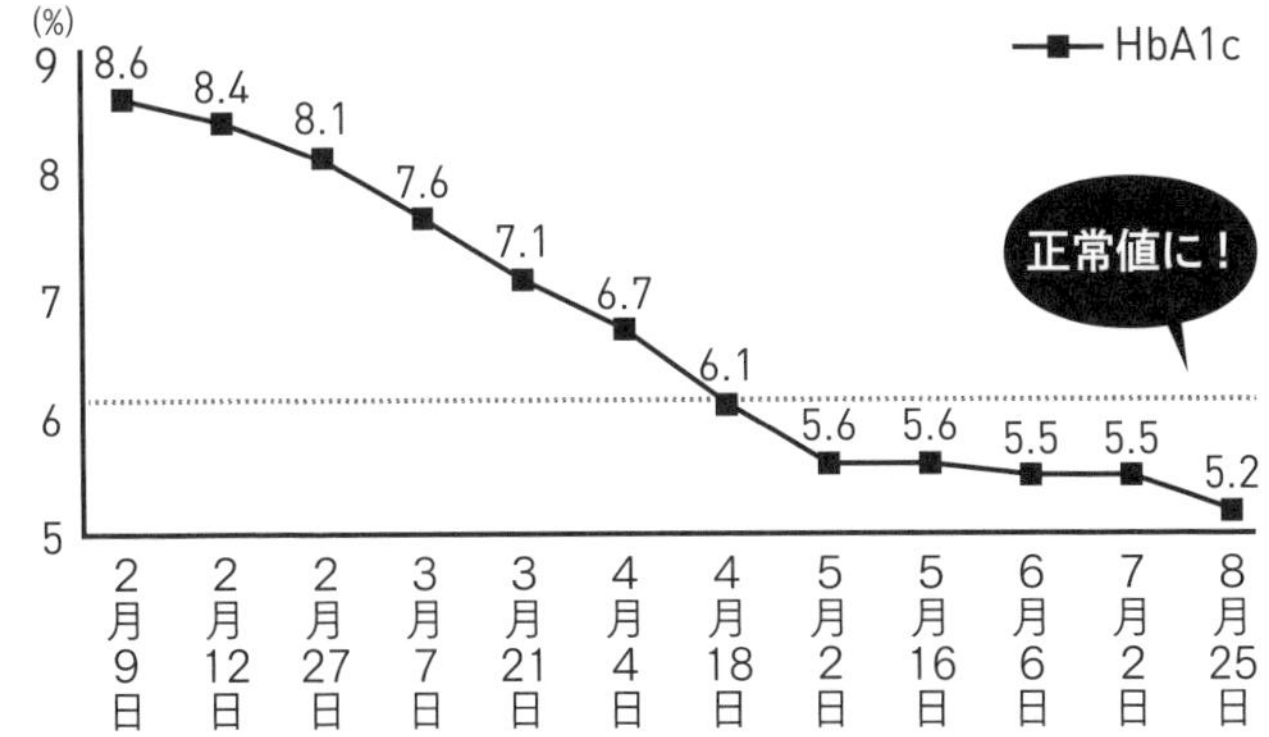

1〜2ヵ月の血糖値の推移を示す数値も、半年で基準値内まで改善。

◆日本の糖尿病患者は、推定1000万人

厚生労働省が実施した2016年の国民健康・栄養調査によれば、糖尿病が強く疑われる成人は、推定で1000万人になることが発表されました。これは、20歳以上でヘモグロビンA1c値の測定結果がある約1万1000人を解析し、20歳以上の全人口に当てはめて推計したという数字です。

その発表によれば、ヘモグロビンA1c値が6・5%以上の糖尿病と思われる人の数は、前回（12年前）調査より50万人増えた計算になります。その中でも、男女ともに高齢になるほど、糖尿病の割合が増えていることに対し、厚生労働省では、高齢になるほどインスリンの分泌が低下することを指摘しています。

さらに、前回の調査では、ヘモグロビンA1c値が6・0%以上6・5%未満の糖尿病予備群は1000万人。前回調査より100万人減っているのですが、これについても、予備群が高齢化によって本格的な糖尿病に移行したためだと推察しています。

50年間で50倍に増えた糖尿病

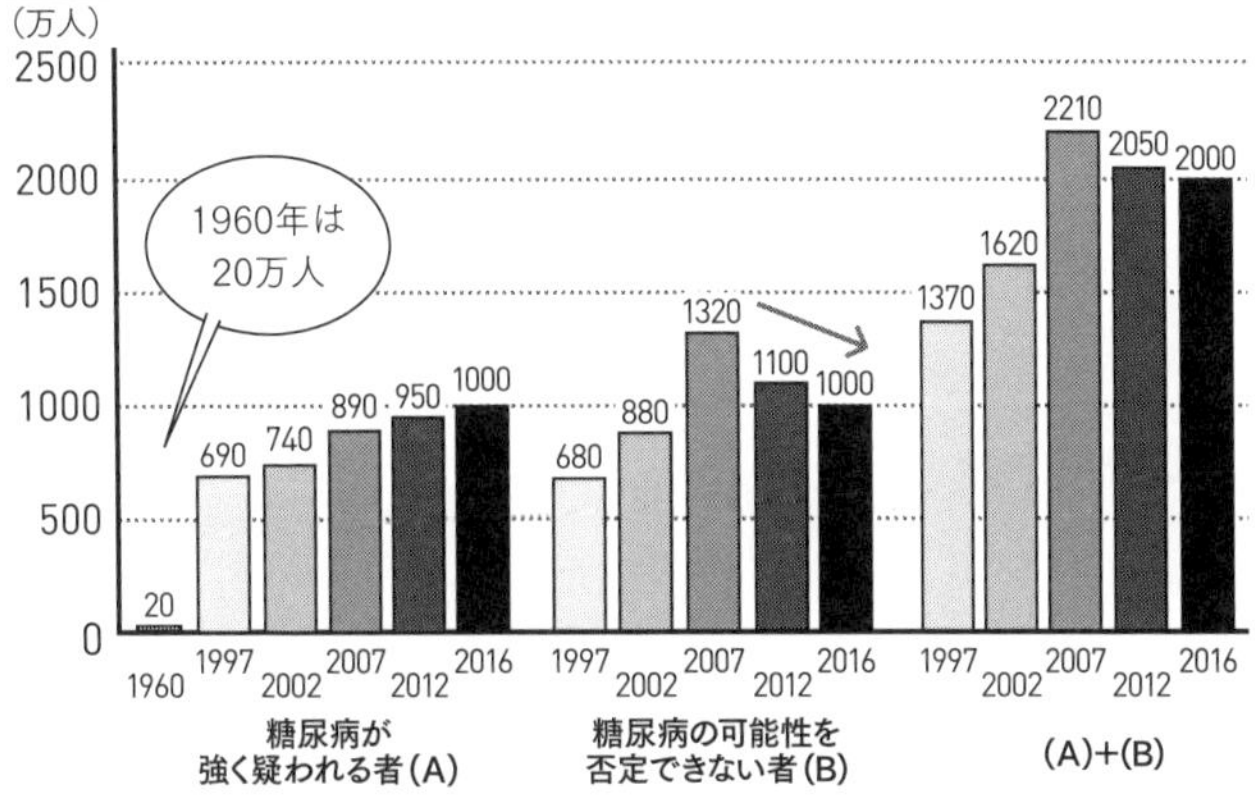

出典：平成28年「国民健康・栄養調査」より作成

また、今回の調査で糖尿病の人の23・4％が治療を受けていないことがわかり、糖尿病性網膜症や腎症などの合併症への進行が心配されます。２０２２年には、１４１０万人にまで増えると予想される糖尿病患者を、何とか１０００万人に抑えようというのが、国の目標となっています。

興味深いことに、有識者の意見として、糖尿病の対策として運動習慣の有無を一番に挙げ、食事面では「不必要な間食を控え、野菜を多く摂るなどのバランスのいい食事」を奨励しています。

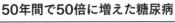

◆糖尿病は血管病や合併症にいたる病気

この章の冒頭に、私の糖尿病の克服体験をお話ししましたが、これは決して特別なことではありません。糖尿病は、食事からの糖質を制限するだけで、重症であっても改善が期待できる病気です。

それを知ってもらうために、まず糖尿病について説明しましょう。

糖尿病とは、血液中のブドウ糖（血糖）が多くなる病気です。私たちが生きていくためのエネルギーとして必要と考えられているブドウ糖は、食事で糖質を摂ると消化されて、血液中に放出されます。そのために一時的に血糖値（血液中のブドウ糖濃度）が上昇するわけですが、これを下げるために、膵臓から「インスリン」というホルモンが分泌されます。インスリンの働きが正常であれば、ブドウ糖は肝臓や筋肉などの細胞に取り込まれ、エネルギーとして活用されます。

糖尿病というのは、インスリンの分泌が少なくなったり、効きが悪くなったりして、血液中からブドウ糖を取り込めなくなった状態のこと。

糖尿病には４つのタイプがあり、自己免疫などの細胞の変性によってインスリンが分泌できないのが「１型糖尿病」。インスリンの分泌が少なくなったり、効きが悪くなったりする「２型糖尿病」は、食べすぎ、運動不足、ストレスといった生活習慣が原因となるもので、日本の糖尿病患者の約95％がこのタイプです。

また、認知症も、脳がブドウ糖をエネルギーとして使えない状態であることから、「３型糖尿病」といわれています。糖尿病は、一度発症すると完全に治ることがないといわれている病気で、摂取カロリーを制限した食事療法・適度な運動習慣・血糖値をコントロールする薬物療法が、治療の基本になっています。

◆妊娠糖尿病は糖尿病未満の病気

そして、糖尿病の４つ目が、私が専門としている「妊娠糖尿病」です。

妊娠糖尿病は、妊娠をきっかけに糖尿病状態を発見し、もしくは糖尿病未満の糖代謝異常になることをいいます。自覚症状がないので、妊娠初期と中期に妊娠糖尿病のスクリーニング検査を行い、その空腹時血糖値によって診断されますが、全妊婦の中でも12％が妊娠糖尿病になるといわれています。

妊娠糖尿病の場合は、インスリンは分泌されているのですが、インスリン抵抗性が増しているので血糖値が上がるのが特徴です。

私のクリニックで出産をした人の症例を見てください。

TNさん（36歳）の症例

ＴＮさんは、ＢＭＩ18・４。年齢が35歳以上なのでブドウ糖50ｇ経口糖負荷試験を行ったところ血糖値が１７０㎎/dlだったため、再度75ｇ糖負荷試験を行い、以下のような結果が出ました。

空腹時血糖	68㎎/dl（基準値92㎎/dl）、インスリン5・6μU/ml
負荷後1時間値	２３６㎎/dl（基準値１８０㎎/dl）、インスリン64・5μU/ml

負荷後2時間値　230mg/dl（基準値153mg/dl）、インスリン133・1μU/ml

ＴＮさんの場合、ＷＨＯ（世界保健機関）で定めた肥満判定の指標であるＢＭＩは、基準値が18・5～24・9ですから、まったく肥満ではありません。経口糖負荷試験とは、一定量（50ｇまたは75ｇ）のブドウ糖水溶液を飲んで血糖値の推移を観察し、糖尿病を判定する検査です。この検査では、空腹時血糖・負荷後1時間値・負荷後2時間値で、インスリンの働き具合を調べることができます。

検査の結果、ＴＮさんは、2ポイント陽性のハイリスク妊娠糖尿病（初期診断：12週での診断）でした。こうしたケースでは、糖尿病学会の指導通りにすると、食事で糖質60％を摂取して、２７５０kcalから１７００kcalにカロリー制限をすることが必要になります。

なんだか不思議だとは思いませんか？

血糖値をコントロールするには、血糖値を上げる唯一の栄養である糖質を制限するほうが理にかなっています。糖尿病の患者さんでは、1gの糖質は血糖値を3mg/dl上昇させますから（健常者の場合は、1mg/dl上昇させます）、**食パンを1枚食べるだけでも食後高血糖を引き起こしますが、ステーキ300gを食べても食後高血糖は生じないのです。**

実際に、カロリー制限で有名な会社の「300kcal弁当」で、血糖値を測定したところ、健常者でも1時間後の血糖値が200mg/dlを超えた人がいるほどでした。この弁当の糖質は46g。低カロリーでも、糖質が入っていれば血糖値は上がります。

これに対して私のクリニックが妊娠糖尿病の人に提供している低糖質メニューは、900kcal、糖質量は15g程度です。カロリーは先の弁当の3倍になりますが、ほとんど血糖値の上昇は見られません。もちろん、私のクリニックでは、一般の妊婦の方でも、糖質は少なく肉・卵・チーズを中心にした高たんぱくの食事を提供して安全な出産を実現させています。

低カロリー食・食後血糖の変化

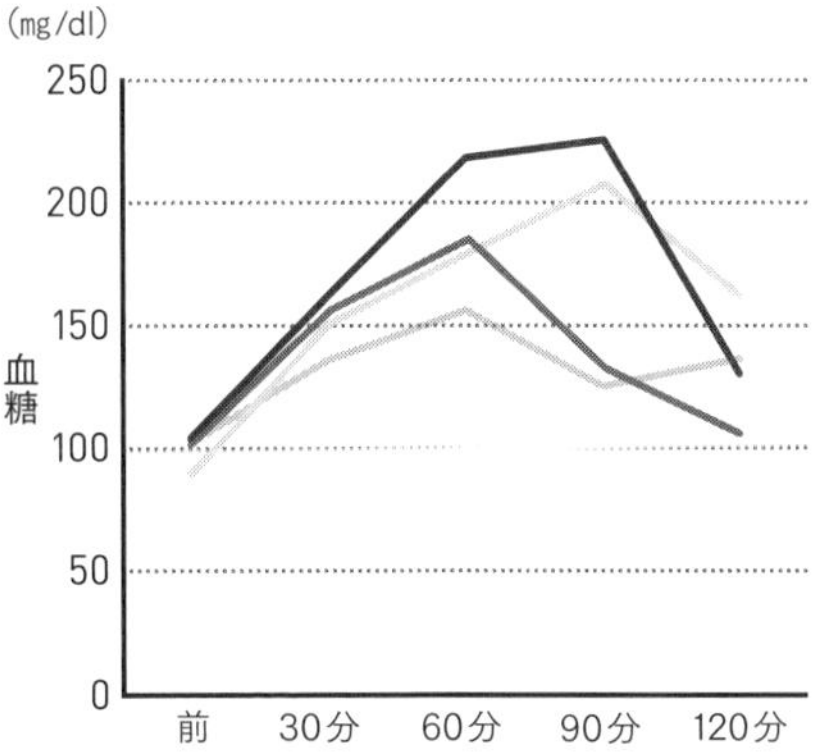

46gの糖質で食後の
血糖値は大幅にアップ。

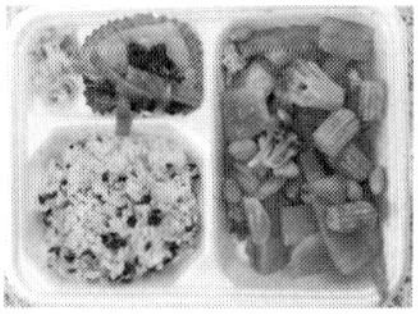

当クリニック低糖質食・食後血糖の変化

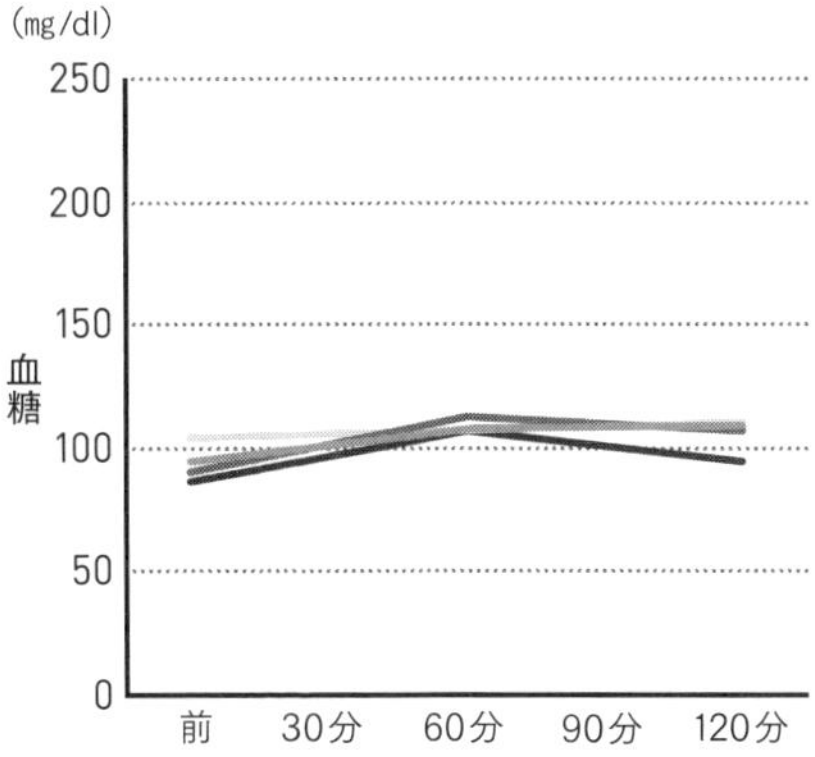

カロリーは高くても
低糖質なら血糖値は
安定。

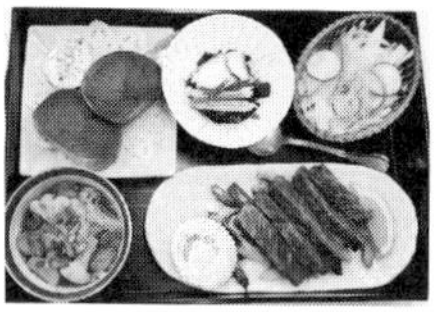

上下のグラフとも、同じ健常者4人の血糖値をグラフ化したもの。

妊娠糖尿病は従来の治療では次の妊娠時も再発するといわれ、将来は70％が糖尿病に移行するというデータもあります。ところが、私のクリニックで糖質制限による治療をすると、糖尿病が治癒してしまう妊婦さんが少なくありません。**1回目の妊娠で2～3ポイント陽性でも、当クリニックで糖質制限による治療を出産後も継続すると、2度目の妊娠時には、陰性となっているのです。**

◆「糖化」によっても糖尿病は進行する

食事から糖質を摂りすぎて高血糖の状態が続くと、インスリンの分泌や働きが悪くなって糖尿病へと進行するリスクが高まりますが、それ以外にも、糖質は「糖化」という反応によって糖尿病合併症を深刻化させていきます。

糖化とは、体内で過剰になったブドウ糖が、細胞などを作るたんぱく質と結びつく反応のこと。最終的にＡＧＥ（終末糖化産物）という老化物質を作り出し体内に蓄積されていきます。体内にある組織や臓器を構成するのは、たんぱく質ですから

妊娠糖尿病の糖質制限前

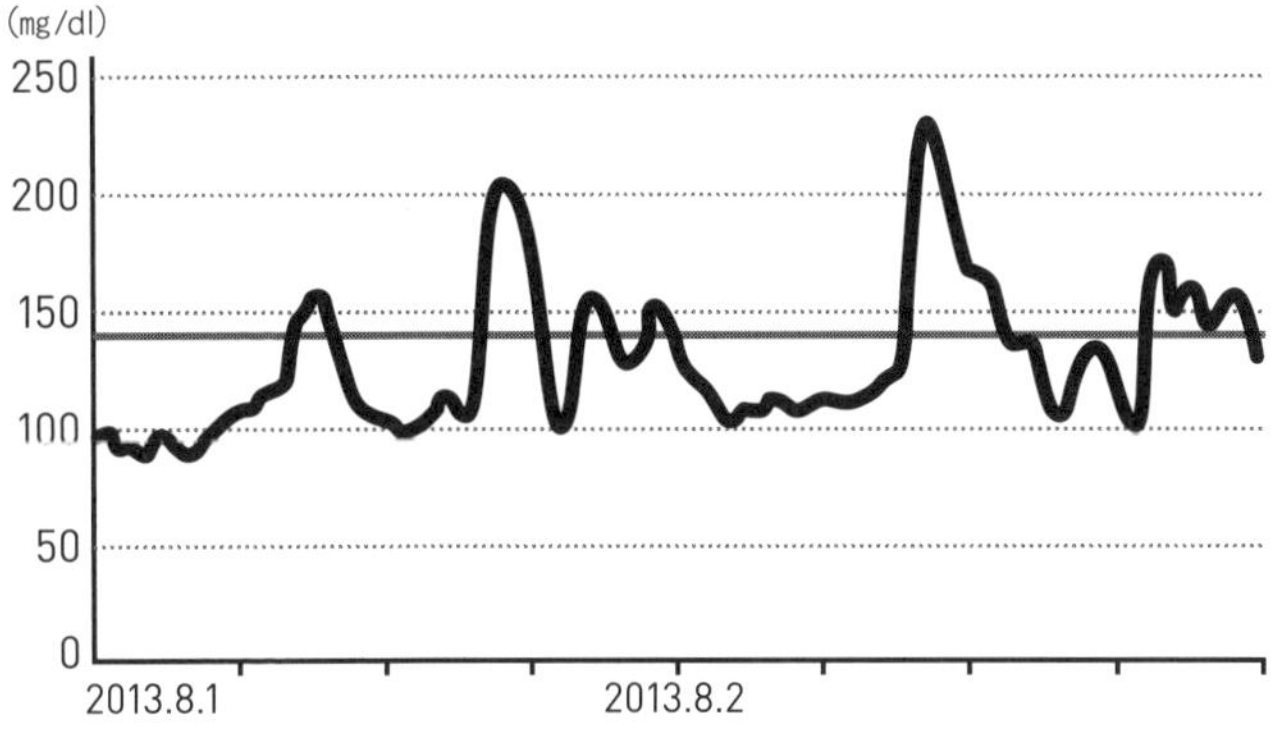

カロリー制限とインスリン投与で血糖値の乱高下が繰り返されました。

妊娠糖尿病の糖質制限後

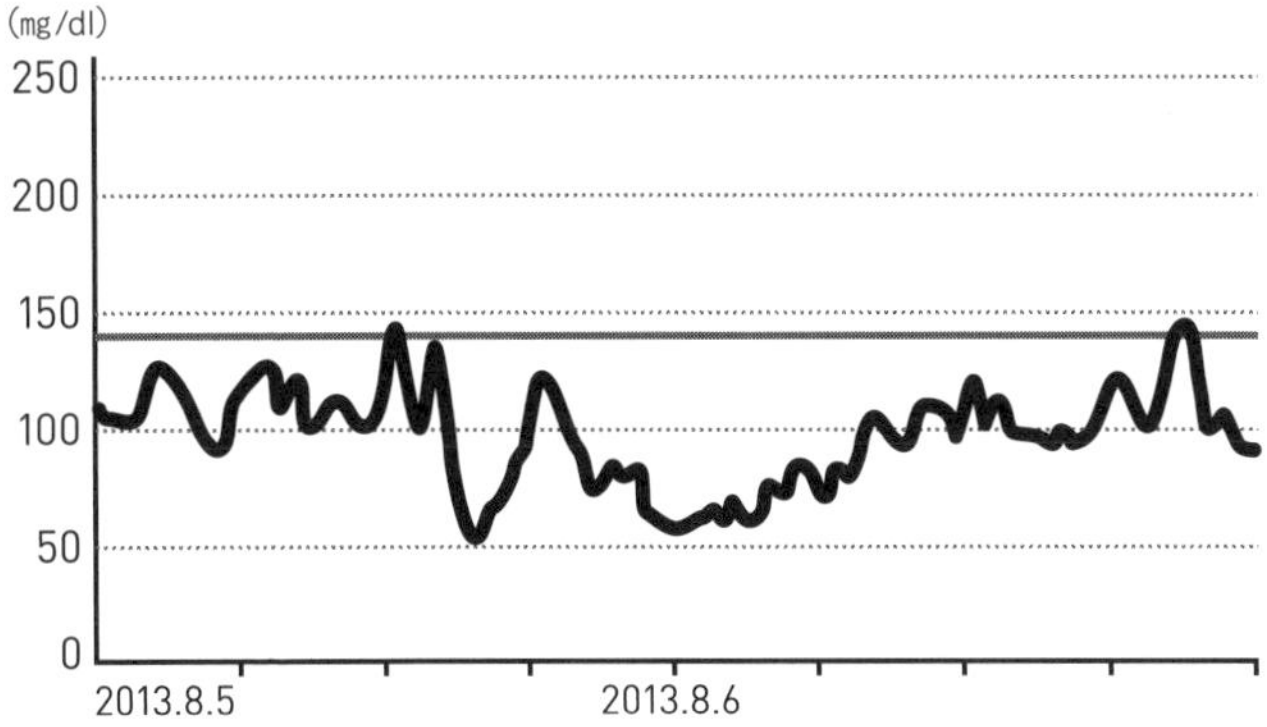

糖質制限をするだけで、血糖値を安定させることができました。

各臓器、筋肉、皮膚、血管、血液などを劣化させ、機能を低下させていきます。

糖化はアンチエイジングの分野では、肌や髪の状態を悪化させる老化物質ですが、血管や血液における被害はさらに深刻です。**糖化によって、血管壁の柔軟性が失われたり、血管内に脂肪や血栓（血液の塊）が溜まったりして炎症が進むと、動脈硬化を加速させることになります。**

糖尿病の合併症は、網膜、腎臓、手足の神経組織に生じますが、いずれも毛細血管が集合している場所。細い血管は詰まりやすく、糖化によるＡＧＥの蓄積が、糖尿病合併症を加速する因子になるのです。

また、糖尿病の指標となるヘモグロビンＡ１ｃは、糖化反応ヘモグロビンという血液の糖化現象の一つ。血液中の赤血球の色素たんぱくであるヘモグロビンの中に、ブドウ糖によって糖化されたものが何％含まれているかを調べる検査です。

血糖値が高くなるほど血液中のヘモグロビンとブドウ糖の糖化が進みやすくなるので、糖尿病が悪化するほどヘモグロビンＡ１ｃの数値は高くなっていくわけです。

◆動脈硬化を進行させたのも糖の仕業

食事から糖質を摂ることで血糖値が上昇し、上がった血糖値を下げるためにインスリンが分泌されます。摂った糖質が大量であったり、3食以外に間食をして糖質を摂ったりすれば、一日に何度も血糖値の乱高下が繰り返されます。**血糖値の乱高下が起こるたびに血管はダメージを受けてしまいます。**

また、糖がたんぱく質と結合して糖化が進むとAGEが増え、血液中のAGEが放出する活性酸素が血管を傷める原因になります。

その結果として待っているのが、動脈硬化。血管の事故には、血管が詰まる梗塞と血管が破れる出血がありますが、いずれも引き金となるのは動脈硬化です。

血管病の中で梗塞といえば、脳で起こる脳梗塞、心臓の血管が詰まる心筋梗塞で、この2つが命に関わるツートップです。さらに、腕や足の血管では急性動脈閉塞症、腎臓の血管が塞がれば急性腎不全という病気になります。

さらに、血管が切れる病気の前兆となるのが、血管内に血液が溜まり瘤ができる大動脈瘤。これが成長すると破れやすくなり、大動脈で破れてしまうのが大動脈瘤破裂です。動脈硬化で硬化した血管が裂ける病気が大動脈解離で、いずれにしても激痛を伴う大きな血管事故です。

これまで、動脈硬化は、コレステロールや中性脂肪が血管を詰まらせることが原因で起きると思われてきました。でも、本当のところは、**血管の糖化による炎症が、脂肪の変性を招いたのではないかと考えられています。これまで、動脈硬化の主犯とされていたコレステロールは、実は傷んだ血管を修復する任務を遂行していたことがわかってきました。**

◆SGLT2阻害薬は糖尿病治療の切り札!?

これまで説明したように、糖質を過剰に摂ると、体にはさまざまなトラブルが噴出します。そうした中で、体内の余分な糖を尿として排泄してしまう経口糖尿病治療薬「SGLT2阻害薬」が登場しました。

あまり聞き慣れない名前かと思いますが、ＳＧＬＴとはブドウ糖の運搬の役目をするたんぱく質です。正式には、ナトリウム・糖輸送体たんぱくといいます。ＳＧＬＴには、いくつか種類がありますが、ＳＧＬＴ２は腎臓で尿糖として排泄される糖を再吸収する働きをしています。つまり、ＳＧＬＴ２の働きを阻害して、糖を尿と一緒に捨ててしまおうという発想です。

いくら糖質を摂っても、尿として排泄されるのでしたら、血糖値も上がらず、糖化も防げるのではないでしょうか。毎日服用すれば、50～１００ｇの糖を排泄できるといいますから、無理して糖質制限をしなくてもいいことになります。

実際に、心血管疾患のある２型糖尿病の人に対して、ＳＧＬＴ２阻害薬がどのように効果を上げるのかを調べた「ＥＭＰＡ－ＲＥＧ ＯＵＴＣＯＭＥ」という大規模試験があるので、ご紹介しましょう。

この試験は、世界42ヵ国の心血管疾患のある２型糖尿病７０２８人が対象となりました。試験方法は、被験者を、標準的な治療にＳＧＬＴ２阻害薬の「エンパグリフロジン」を追加した人と、プラセボを追加した人を、ランダムに2つのグループに分けてその効果を追跡調査したものです。両グループへの追跡期間は3・1年となります。

結果は、心血管死亡・非致死的心筋梗塞・非致死的脳卒中の複合項目において、発病リスクは、エンパグリフロジン追加チームで14％減少しました。

さらに、心血管死亡は38％減少、総死亡率のリスクは32％減少、心不全による入院リスクは35％減少しました。

この試験において、エンパグリフロジンの投与で3人に1人の割合で心疾患リスクを防いだことに対し、主任研究者であるトロント大学のバーナード博士は、「これまで1剤で、ここまで死亡リスクを減少させた糖尿病治療薬はなかった」とし、「Amazing result!（驚くべき結果！）」と評価しました。

この試験は、2015年に発表になりましたが、翌年からは、さらにサブ解析が進み、腎機能の低下に対する効果も報告されています。

血管事故が14%減少

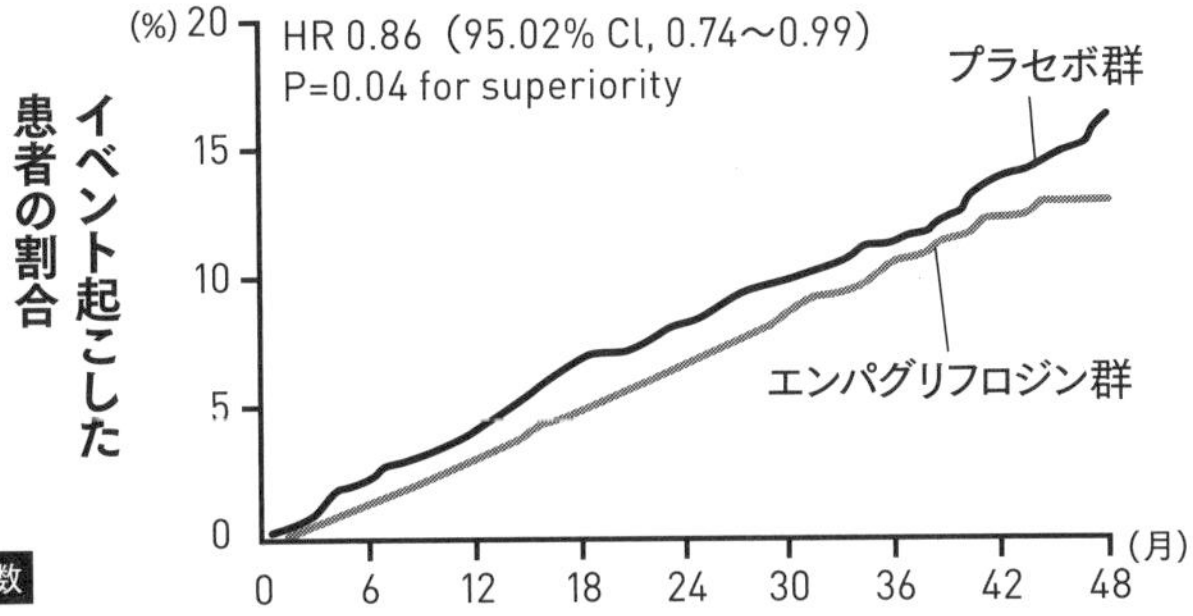

症例数

	0	6	12	18	24	30	36	42	48
エンパグリフロジン群	4,687	4,580	4,455	4,328	3,851	2,821	2,359	1,534	370
プラセボ群	2,333	2,256	2,194	2,112	1,875	1,380	1,161	741	166

心血管事故による死亡や発生の複合項目で14%減少しました。

心血管の死亡率が38%減少

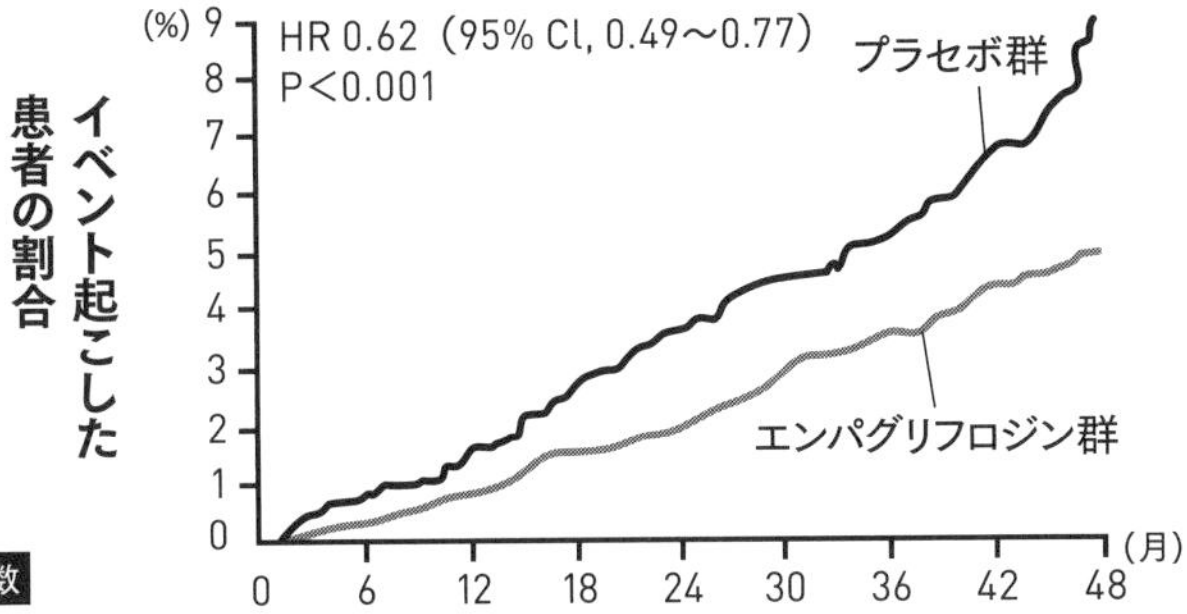

症例数

	0	6	12	18	24	30	36	42	48
エンパグリフロジン群	4,687	4,651	4,608	4,556	4,128	3,079	2,617	1,722	414
プラセボ群	2,333	2,303	2,280	2,243	2,012	1,503	1,281	825	177

心血管事故による死亡においては38%減少しました。

出典：N Engl J Med 2015年９月17日オンライン版

総死亡率が32%減少

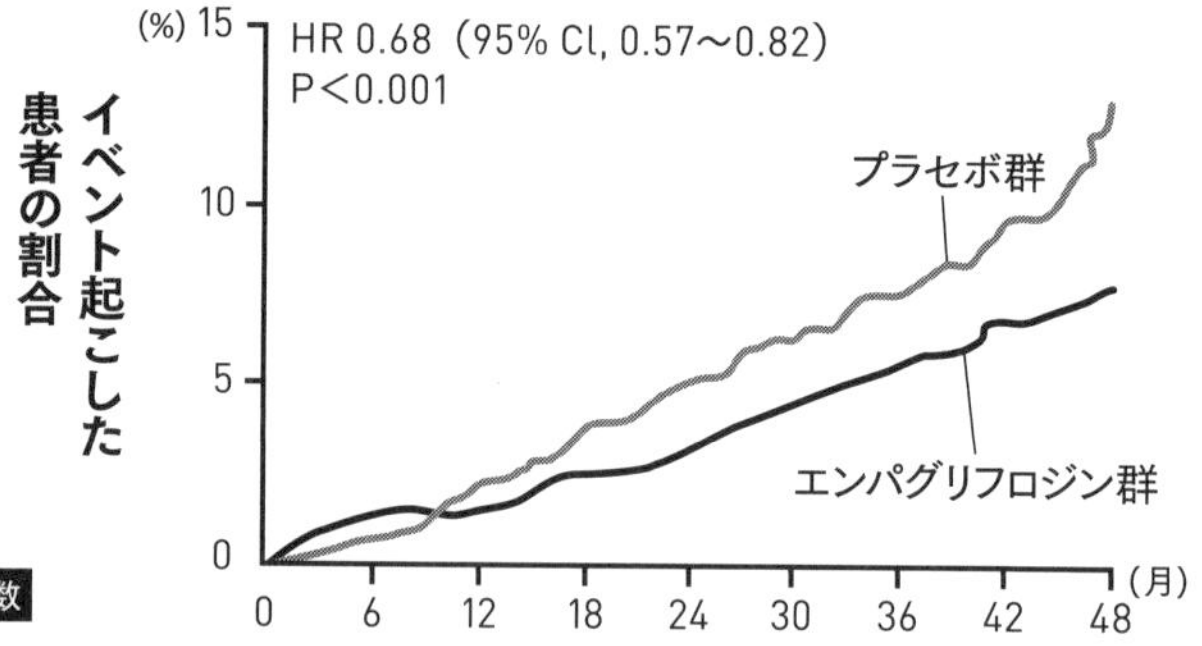

症例数

エンパグリフロジン群	4,687	4,651	4,608	4,556	4,128	3,079	2,617	1,722	414
プラセボ群	2,333	2,303	2,280	2,243	2,012	1,503	1,281	825	177

血管事故による総死亡率は32%減少しました。

心不全の入院率を35%減少

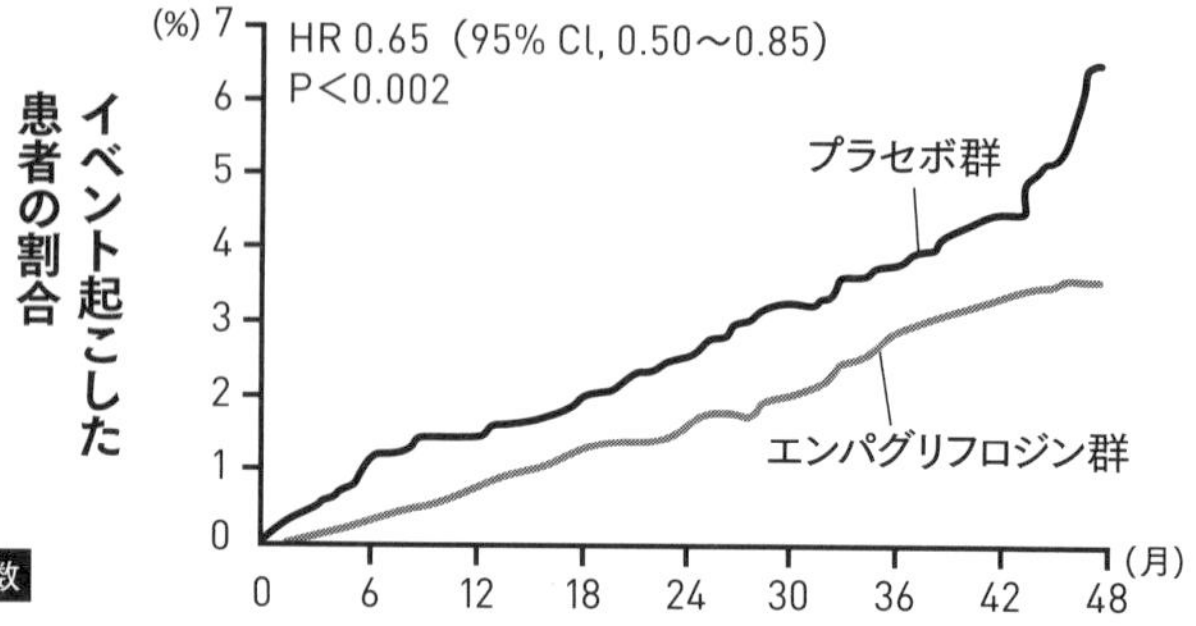

症例数

エンパグリフロジン群	4,687	4,614	4,523	4,427	3,988	2,950	2,487	1,634	395
プラセボ群	2,333	2,271	2,226	2,173	1,932	1,424	1,202	775	168

心不全によって入院する人の割合が35%減少しました。

出典：N Engl J Med 2015年９月17日オンライン版

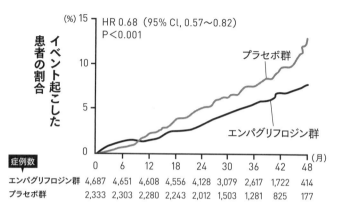

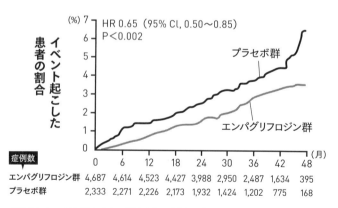

SGLT2阻害薬のメカニズム

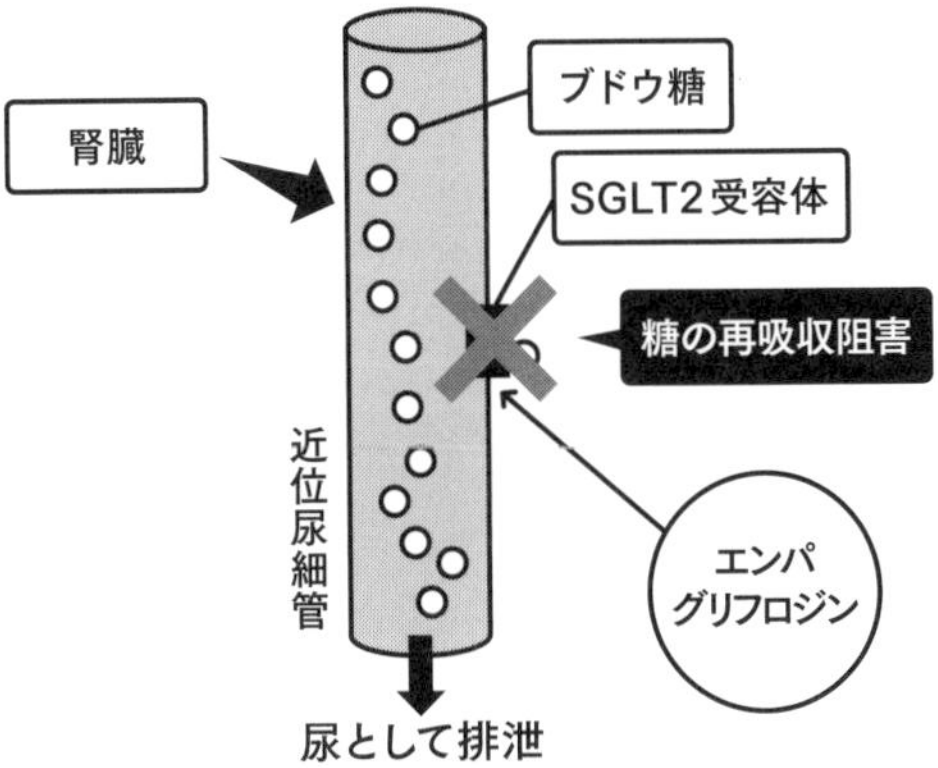

腎臓で糖を再吸収させずに、そのまま尿として排出させます。

また、ＳＧＬＴ２阻害薬の効果を、30万人規模（欧米6ヵ国）の医療データベースで解析した「ＣＶＤ－ＲＥＡＬ」試験では、ＳＧＬＴ２阻害薬３種の治療によって、総死亡率が51％、入院リスクが39％も減少したことが発表されました。

ＳＧＬＴ２阻害薬がこのような驚異的な成績を上げるメカニズムについて、各国の研究者は、**「ＳＧＬＴ２阻害薬の臓器保護効果は、ケトン体によるものである」**とコメント。米国糖尿病学会の機関紙も**「ケトン体により臓器保**

護効果・死亡率低下効果が発揮された」という仮説を立てて検証を始めています。

◆ケトン体を上昇させるのはSGLT2阻害薬だけ

ＳＧＬＴ2阻害薬以外にも、現在は以下のように6種類の経口血糖降下薬があり、さまざまなメカニズムで、血糖値を下げる働きをします。

●スルホニル尿素薬（ＳＵ薬）　膵臓にある受容体に結合してインスリン分泌を促します。

●ビグアナイド薬　肝臓での糖新生を抑制。ほかにも、消化管からの糖の吸収を抑制するなど、肝臓・筋肉・脂肪組織・小腸といった膵臓以外の作用で血糖を下げます。

●α－グルコシダーゼ阻害薬　小腸からの糖の吸収を阻害し、食後の血糖値上昇を防ぎます。

●速効型インスリン分泌促進薬　短時間で膵臓からのインスリン分泌を促し、食後高血糖を改善します。

●チアゾリジン薬　筋肉・脂肪組織といった末梢組織での糖の取り込みを促進し、肝臓での糖新生を抑制してインスリン抵抗性を改善します。

●DPP-4阻害薬　インクレチン（食事を摂取したときに十二指腸、小腸などから分泌される複数のホルモンの総称）濃度を高め、高血糖時のインスリン分泌を促進します。

ただ残念ながら、これらの経口血糖降下薬には、SGLT2阻害薬のような心血管疾患に対する死亡率や入院率を著明に減少させたという報告はありません。そのため、**体内の余分な糖を尿で排泄するSGLT2阻害薬だけに、体内のケトン体を上昇させる作用があることでこのような効果をもたらすのでは、といわれているのです。**

◆インスリンを使い続けるのは、なぜ？

糖尿病治療薬には、経口血糖降下薬のほかに、インスリン注射があります。

これまで何度も説明したように、血糖値を上げるのは糖質だけですから、食事の糖質さえ制限すれば、血糖値は上がらず糖尿病も改善するのです。これは、私自身が経験したことであり、私のクリニックで出産をした妊娠糖尿病の妊婦さんも実証しています。

妊娠糖尿病を例にとれば、体重50kgの妊婦さんの場合は摂取カロリーは１７００kcalほどです。一般の妊婦さんでは２７５０kcalが推奨されますから、かなりの制限です。お腹に胎児のいる妊婦さんは経口薬を使用することはできませんから、治療はインスリン注射となりますが、妊娠糖尿病では、インスリンが効きにくいインスリン抵抗性になっているため、その投入量も多くなります。カロリー制限以内に抑える食事はかなり難しく、カロリーオーバーをしてしまう人は少なくありません。

当然、血糖値は上がりますから、インスリンで下げるという悪循環が起こるのです。このように、現在の糖尿病治療の原則は、「摂取カロリーの上限を決めた食事」です。

なぜ、糖質60%のカロリー制限をして、わざわざ血糖値を上げておいて、インスリンで下げるという矛盾が起こるのでしょう。

その背景には、**「糖質は生きるために必須のエネルギー源」とする従来の栄養学の常識や、体内のケトン体が多くなることが危険だという誤った認識があります。**さらに、世界の糖尿病関連の医療費が6730億ドル（約81兆円）になるというカラクリがあるようです（「糖尿病アトラス　第7版」）。この数字は、2040年までには8020億ドル（約96兆円）になると予想されているのです。

日本国内では、インスリン治療を行う医療機関に対して、「在宅自己注射指導管理料」として処方するたびに、毎月1万円程度を請求できるシステムや、インスリンが欧米の2倍という高額報酬があるのです。

生活習慣病ともいえる2型糖尿病の患者さんには、インスリンは不要だと考えるのですが、実際には半数の患者さんがインスリンによる治療を受けているのです。インスリンが必要なのは、実は患者さんではなく、固定収入源となる医療機関なのではないでしょうか。

あさひ内科クリニックの新井圭輔《あらいけいすけ》先生は、2型糖尿病の高インスリン治療は、失明や人工透析を招く糖尿病合併症の原因であると指摘しているほどです。現在の糖尿病治療のままに糖質を摂り続ければ、患者さんは一生インスリンが必要になりますし、それが合併症の引き金になるとすれば、こんな悲劇はありません。

糖質を制限するという食事スタイルに切り替えるだけで、患者さんの糖尿病は軽快し、国庫の医療費も大きく削減されるはずです。

◆発想とエネルギー産生回路の変換がカギ

この章の最後に、もう一度、糖尿病という病気の問題点を考えてみましょう。

糖尿病は、食事から摂る過剰な糖質によって血糖値が上昇する病気です。血糖値を下げるために膵臓からインスリンというホルモンが分泌されますが、あまり頻繁にインスリンを使うと、膵臓が疲れてインスリンが不足したり、働きが低下したりするために、血糖値を下げられなくなってしまいます。

その治療には、なぜか血糖値を上げる糖質を中心としたカロリー制限の食事療法が採用され、わざわざ上げた血糖値を下げるためにインスリンを投入します。この不可解なしくみを解決するには、従来のエネルギーについての発想とエネルギーの産生回路を変える必要があります。

変えるべき発想とは、体の組織のエネルギーになるのは糖質だけという思い込みです。糖質しかエネルギーにできないのは、赤血球と網膜などほんの一部の組織だけです。

そして、エネルギー産生のメイン回路は、糖質回路からケトン体回路にすべきなのです。**ケトン体は、もともと体に備わっているものですし、体内の脂肪を燃焼させて安定したエネルギーを作り出すクリーンシステムです。**

ケトン体回路を運転するスイッチは、シーソーの関係にあるインスリンの分泌を止めること。つまり、糖質を制限して血糖値を上げなければいい。ただ、それだけです。そうすれば、動脈硬化を招く血糖値の乱高下も起こらず、糖化によってAGEを生み出す災いもありません。そして、**ケトン体回路をより稼働させるための切り札となるのが、MCTオイルというわけです。**発想とエネルギー産生回路を変換して、糖尿病を克服した症例をご紹介しましょう。

症例1

インスリンなしで分娩した1型糖尿病の妊婦さん　33歳

妊娠をきっかけに1型糖尿病を発症したKさんは、血糖値が297㎎/dl（基準値92㎎/dl)、ヘモグロビンA1c値は11・5％（基準値は6・2％未満）もあり、大学病院では中絶を勧められました。これを断固として拒否したKさんは、それ以来、妊娠28週目にどこの産科も受診することを

●糖質制限による妊娠・分娩後の経過

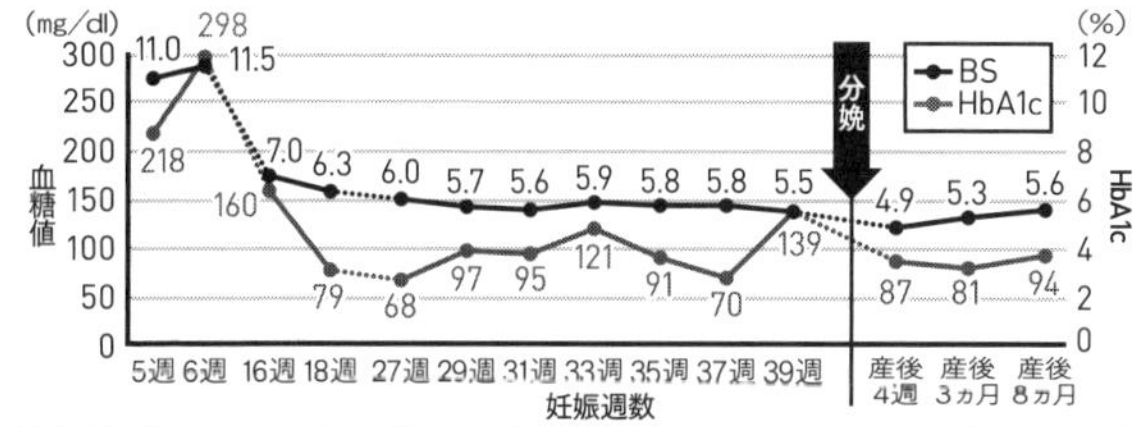

妊娠週数	27週	29週	31週	33週	35週	37週	39週	産後4週	産後3ヵ月	産後8ヵ月
ケトン体	**2626**	532	1023	612	1314	1789	**5065**	1995	786	1965

(μmol/L)

1型の妊娠糖尿病でも、糖質制限により正常分娩することができました。

せずに、当クリニックに相談に来たのです。このときのケトン体値は2600μmol/Lを超えていました。

その後も、インスリンを使わずに糖質制限食だけで血糖値をコントロールして、39週目で無事に3200gの赤ちゃんを正常分娩することができました。分娩時のケトン体値は、5065μmol/Lを記録しています。分娩後の経過も良好で、1型糖尿病でもインスリンを使うことなく血糖値のコントロールができたのです。

症例 2

1型糖尿病をインスリンなしで管理している高校生　15歳

中学2年生だったUさんは、学校の尿糖測定で尿糖＋3という結果が出ました。尿糖測定とは、尿中に排泄される糖を測定する検査で、前回の排尿から今回の排尿までの血液状態がわかる検査となります。

後日、病院の精密検査で、1型糖尿病であると診断されました。

血糖値は185mg/dl、ヘモグロビンA1c値は6・3%。食後血糖値は260mg/dlで、一生インスリンが必要であるということを担当医から説明されました。

1型糖尿病は、血糖値を下げるホルモンであるインスリンが分泌されないため、一生インスリンによる血糖のコントロールが必要とされます。15歳以下の若年者が発症する例が多く、急に発病するという特徴もあります。

Uさんの感心なところは、自分の病気に立ち向かったことです。自己血糖測定をして、食べ物で血糖値の上昇が違うことに気づき、自分の意思で糖質制限食を始めました。

糖質制限食の開始から2年を経過した現在も、インスリンを使わずに血糖をコントロールしており、ケトン体値は2000μmol/L以上です。

その結果、Uさんは、1型糖尿病の指標でもある「抗GAD抗体」が陰性になりました。抗GAD抗体とは、自己抗体の一つ。1型糖尿病は自己免疫反応と考えられており、通常は陽性になる検査値です。

症例3　体重120kgの2型糖尿病の妊婦さん　29歳

2年前に2型糖尿病と診断されたHさんは、ヘモグロビンA1c値が12・3％で、医師からインスリンで血糖をコントロールするように指導されていました。ところが、体重が増加したので、インスリンは中止して内服薬で治療することになったといいます。

Hさんは、身長157㎝、体重120㎏、最近のヘモグロビンA1c値は8・5％です。この体ですから、せっかく妊娠しても糖尿病主治医からは、分娩を反対されるため、これまで2度の人工妊娠中絶を経験していました。

そこで、3度目の妊娠では、どうしても出産したいと、当クリニックに相談に来たのです。そこで、糖質制限食で血糖値をコントロールしながら、出産することになりました。

幸いにも、妊娠16週の時点で胎児は順調に育っていました。８・５％だったヘモグロビンＡ１ｃ値は、６・０％と基準値内になり、２ヵ月間は薬による治療はせずに糖質制限食のみで対応しました。すると、体重は１２０kgから12kg減って１０８kgまでの減量に成功。総ケトン体も６００μmol/Ｌ前後を順調に推移し、無事に赤ちゃんを産むことができました。

症例４　体重１６５kgの２型糖尿病の男性　45歳

私が偶然に乗り合わせたタクシーの運転手だったＮさんは、体重が１６５kgもある巨体で、車のハンドルが小さく見えるほどでした。ＮさんのヘモグロビンA1c値は6・8％であり、2型糖尿病と診断されていました。

Nさんいわく、肥満糖尿病のために半年後に胃の切除手術が決まっているということでした。太らないように、胃を切除して食べられないようにするというのは、随分な荒療治です。

そこで、手術で胃を切除する以前に、糖質制限を考えてみるべきだと思った私は、じっくりNさんの話を聞くことになりました。

Nさんは、大の糖質好きです。高たんぱく、高脂質の食事では太ると考えて、肉と油を極力避けて、糖質中心に食べていたということです。私は、糖質制限について説明し、大好きな糖質を我慢する代わりに、たっぷりの肉と野菜、油を摂ってもらいました。

すると、2週間で8kgの減量に成功。3週間目には12kg減り、3ヵ月で25kgも体重を落とすことができました。Nさんが胃の切除手術を回避できたのは、いうまでもありません。現在は、糖質制限を続けながら、鉄とビタミンB群の薬を飲んでもらい、無理のない減量を続けています。25kgの減量によって、Nさんのヘモグロビン A1c値は５・４％と基準値内になっています。

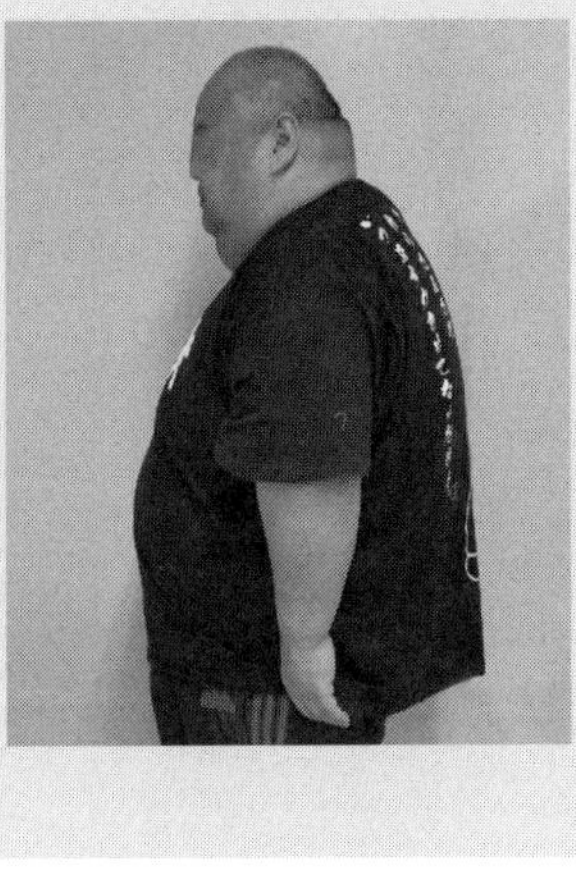

症例５

高インスリン治療を30年間続けてきた1型糖尿病の女性　46歳

不正出血を訴えて当クリニックに来院したSさんは、18歳で1型糖尿病を発症し、もう30年近くインスリンによる治療を続けている人です。１回

5~10単位以上のインスリンを1日に10回使用することもあるといいます。ヘモグロビンA1c値は8・9%でした。

Sさんは5年半前に白内障の手術を受けましたが、現在も眼の状態の悪化が続き、さらに腎機能も悪化が著しく、医師からは透析寸前の状態だと告げられたようです。血糖値は30~600mg/dlと激しく変動するため、重度のだるさや疲労を訴えて、「とても50歳までは生きられない」と悲観的になっていました。

そこで、Sさんには、主食を半分にしてもらう糖質制限から始めました。同時に、総インスリン量はこれまでの2分の1に減らし、血糖値が400mg/dl以上または低血糖のときに増減するようにしました。その際も、速効型のインスリンは使わず、持効型のみを6~8単位にしたのです。

Sさんにとっては、これまでと180度も発想を変える必要がある治療

●糖質制限食とヘモグロビンA1cの変化

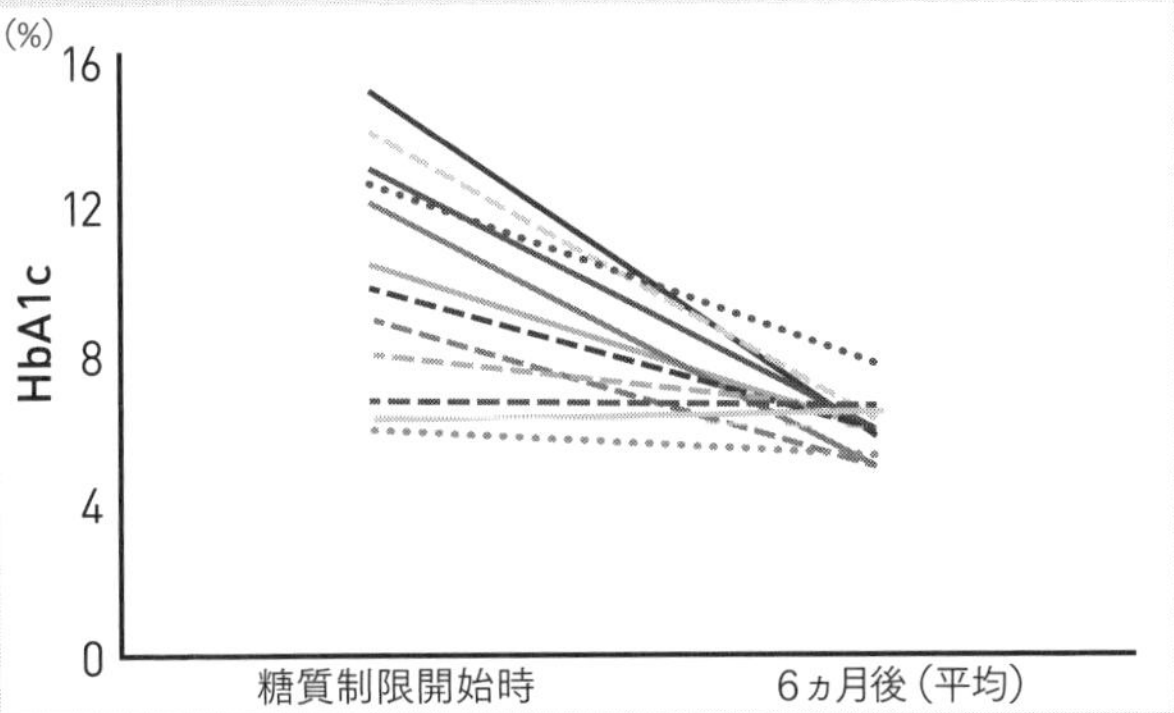

糖質制限で、妊娠糖尿病の多くの人のヘモグロビンA1cが改善しています。

法だったことでしょう。それでも、治療開始当日の23時に血糖値が４００㎎/㎗を超えたために、電話で相談があっただけで、２週間後には血糖値の日内変動が１０６～２０８㎎/㎗になっていました。これには本人が一番驚き、「体が軽くて体調がいい。こんなこと初めてです」と涙ぐみ、インスリン生活を安定して続けられる希望が持てるようになったといいます。

約２ヵ月後には、血糖値が安定し、３００㎎/㎗を超えることも少なくなり、インスリンは当初の40単位から6～8単位のみで、体調も比較的安定して維持できています。そして、この30年間ではじめてヘモグロビンA1c値が6・9％になりました。

これらの症例は、現在の標準的な糖尿病治療では考えられないような成果を上げている人ばかりです。しっかり糖質制限を行うと、インスリンが必須といわれる1型糖尿病の人も、妊娠をあきらめる必要はなく、胃の切除を勧められていた肥満の人も見事に減量に成功し、ヘモグロビンA1c値も、基準値にまで下がっています。長年のインスリン漬けの生活から解放され、自分で血糖値をコントロールすることができ、将来に希望が持てるようになった人もいます。

これは、糖質制限をすることで、血糖値の大幅な変動がなくなりインスリン分泌が減ったので、ケトン体回路が動き出すようになったからではないでしょうか。

第４章
ＭＣＴオイルで病気を予防する②
――認知機能、うつ、がん

認知症は、脳の神経細胞がエネルギー不足になった状態

◆認知症の多くがアルツハイマー型

日本の超高齢化社会を象徴する病気に、認知症があります。2015年の厚生労働省の発表によれば、日本の認知症患者数は2012年の時点で約462万人、65歳以上の高齢者の約7人に1人の割合になります。

そもそも認知症とは、認識、記憶、判断するといった機能の障害により、十分な社会生活ができない状態のことを指し、特定の病名ではありません。認知症は、そこにいたる原因によって区別され、脳の神経細胞の異常による「**変性性認知症**」、脳梗塞など脳の血管の異常による「**脳血管性認知症**」などがあります。中でも、**認知**

認知症の種類と割合

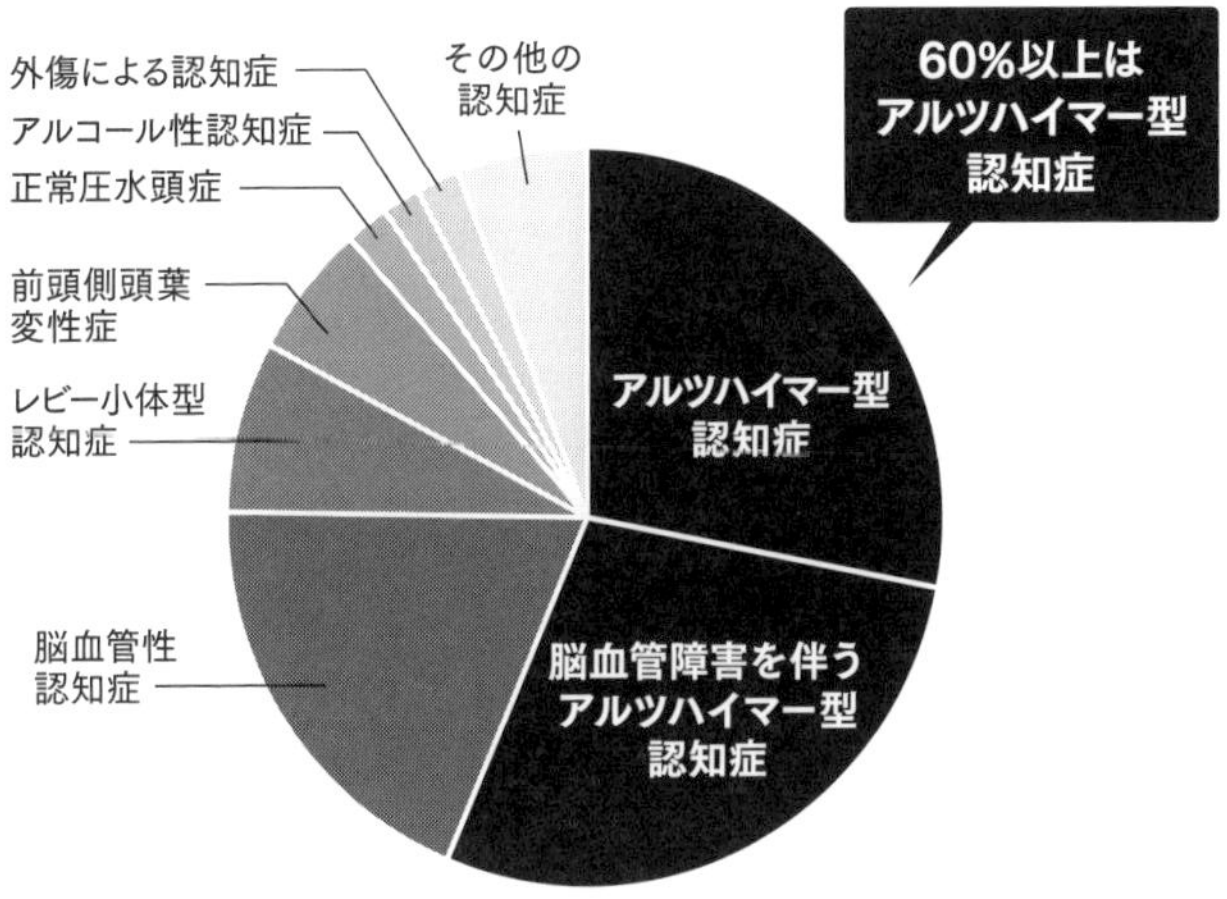

出典：地方独立行政法人 東京都健康長寿医療センター資料より

症の半数以上を占めるのが、アルツハイマー型認知症です。

アルツハイマー型認知症の脳には、老人斑《はん》といわれるシミがあったり、神経細胞に糸くず状の変化（神経原線維変化）が見つかったりするのが特徴で、記憶を司《つかさど》る「海馬」を中心に脳全体が萎縮します。そのため、何度も同じことをいったり、財布やカギなどを置き忘れたりする記憶障害や、場所、時間、人物などの認識ができなくなる「見当識障害」の症状が現れてくるのです。

残念なことに、アルツハイマー型認知症の原因はいまだ解明されてはいないので、症状を緩和させる薬はあっても、進行をストップすることができません。そして、アルツハイマー型認知症の中には、65歳未満で認知症を発症する若年性認知症も多く含まれているため、働き盛りの人の発病は、さらに深刻になります。

◆認知症とは、3型糖尿病

そんな若年性認知症に対し、ココナッツオイルとMCTオイルが有効だという報告があり、大きな話題になりました。それは、アメリカの小児科医であるメアリー・T・ニューポート医師が、若年性アルツハイマー型認知症の夫に対して、ココナッツオイルとMCTオイルを与えたところ、症状が改善したという内容でした。

ニューポート医師は、「アルツハイマー型認知症は、脳の神経細胞がエネルギー源であるブドウ糖を取り込むことができないために生じる」とした論文に注目し、自らの力でブドウ糖に代わるエネルギー源を探したのです。

これが、認知症が「３型糖尿病」といわれる理由で、ブドウ糖だけをエネルギー源としている場合、ブドウ糖を取り込むことができなくなれば、神経細胞はエネルギー不足に陥り、細胞本来の機能を果たすことができません。

これまで、脳のエネルギーには、ブドウ糖しか使えないと思われてきましたが、**実はケトン体は脳のエネルギーとして使うことができます。**大切な脳を守るシステムである「血液脳関門」もフリーパスで通過でき、継続的でパワフルなエネルギー源となることで、**薬以上に有効であるという専門家も少なくありません。**

また、国立精神・神経医療研究センター神経研究所と株式会社明治の共同研究チームは、**ＭＣＴオイルを含むケトン食で、認知症でない高齢者の認知機能が向上することを、**世界ではじめて明らかにしました。その研究報告は、２０１６年８月の国際科学雑誌『Psychopharmacology』のオンライン版で公開されています。ケトン食は、一般の人にとっても認知症の予防に有効だと証明してくれたわけです。

◆ココナッツオイルとMCTオイルを併用する

ココナッツオイルには、約60％の中鎖脂肪酸が含まれています。脂肪酸の中でも中鎖脂肪酸だけが、効率的にケトン体値を上げてエネルギー源として活用されるのは、これまで説明したとおりです。ケトン体は、血液脳関門だけでなく、神経細胞の細胞膜も通過することができます。その後、細胞内のミトコンドリアに取り込まれて、神経細胞の働きを高めることができるのです。

ニューポート医師は、この経験を本にまとめ大きな注目を集めました。日本にその書籍の翻訳版『アルツハイマー病が劇的に改善した！ 米国医師が見つけたココナツオイル驚異の効能』（SBクリエイティブ）を紹介したのが、白澤抗加齢医学研究所所長の白澤卓二《しらさわたくじ》先生です。その一冊がきっかけとなり、日本中で認知症の予防や改善を目的に、ココナッツオイルブームが起きたことは、みなさんの記憶にも新しいところでしょう。

このとき、ココナッツオイルとともに注目されたのが、中鎖脂肪酸100％のMC

Tオイルで、現在では一般の人でも容易に入手できるようになりました。実は、ニューポート医師は、夫の治療に際して、MCTオイルとココナッツオイルを併用していたのです。

白澤先生によれば、**中鎖脂肪酸１００％のMCTオイルとココナッツオイルでは、血中のケトン体レベルが、ピークになる時間、血中に存在する時間に時差がある**といいます。

一般的に、ココナッツオイルがピークになるのが3時間前後であるのに対し、MCTオイルは半分程度の時間でピークまで到達します。ただし、血中のケトン体レベルが元に戻るのも、MCTオイルの方が早く、3時間後には通常レベルまで下がります。ココナッツオイルの場合には、7〜8時間も血液中に留まっているのです。

この時間は、ニューポート医師の夫であるスティーブン氏のケースで、エネルギー代謝には個人差はありますが、2種のオイルを併用するのには、ちゃんと意味があるということなのです。

ココナッツオイルとMCTオイルの血中での特性

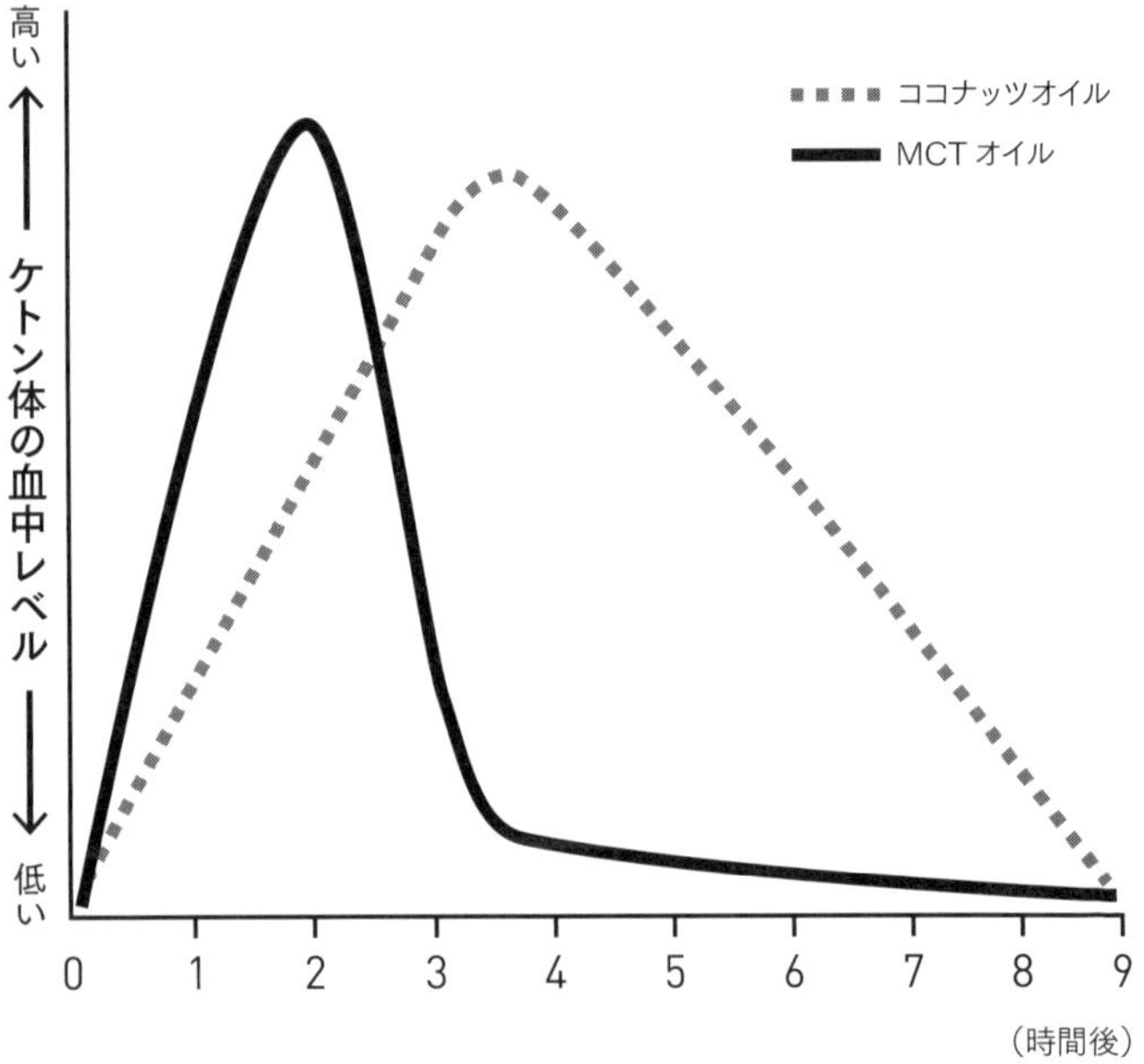

MCTオイルとココナッツオイルでは、血中のケトン体レベルのピーク時間と維持時間に時差が見られました。

出典：白澤卓二（監修）『アルツハイマーの改善＆予防に！ココナッツオイルでボケずに健康』（主婦の友社）

アルツハイマー型認知症の人は、慢性的に脳神経のエネルギー不足が生じている状態ですから、ガス欠になるとすぐに認知症状が現れます。そのため、**早くエネルギーチャージができるMCTオイル、長く血液中に留まるココナッツオイルを併用して、脳の神経細胞へのエネルギー補給をなるべく長時間維持しようという作戦な**のです。

◆2つのオイルの脂肪酸を比較すると……

MCTオイルとココナッツオイルには、どのような脂肪酸が含まれているかをもう一度確認しておきましょう。

脂肪酸は、中性脂肪やコレステロールなどの脂質の主成分で、炭素・水素・酸素で構成されています。炭素が水素で飽和されている飽和脂肪酸と、炭素同士が結合している不飽和脂肪酸に大別されます。飽和脂肪酸は、鎖状につながった炭素の長さで、長鎖脂肪酸・中鎖脂肪酸・短鎖脂肪酸に分けられます。

●短鎖脂肪酸（炭素数2〜6）…バターなど
●中鎖脂肪酸（炭素数8〜12）…ココナッツオイル、パームオイル、牛乳など
●長鎖脂肪酸（炭素数14〜22）…オリーブオイル、コーン油、ココナッツオイルなど

この分類からもわかるように、ココナッツオイルには中鎖脂肪酸と長鎖脂肪酸が含まれており、その割合は、中鎖脂肪酸が約60％、長鎖脂肪酸が約40％。MCTオイルは、ココナッツやパームから抽出した中鎖脂肪酸100％のオイルです。

さらに、中鎖脂肪酸も炭素の数で、次の3種類に分かれます。

●カプリル酸（炭素数８）
●カプリン酸（炭素数10）
●ラウリン酸（炭素数12）

この中で、カプリル酸（炭素数８）とカプリン酸（炭素数10）は、短時間でケトン体を生成する働きがあります。少し炭素の連結の長いラウリン酸（炭素数12）は、母乳にも含まれている脂肪酸で、抗酸化作用、免疫力の向上、腸内の善玉菌の活性化に働きますが、ケトン体の生成においては、他の2種類の中鎖脂肪酸よりゆっくり進行します。

そして、『日本食品標準成分表2015年版・七訂　脂肪酸成分表編』をもとにしたココナッツオイル100gあたりの中鎖脂肪酸の含有量と割合は次の通りです。

●カプリル酸（炭素数8）　7600mg　13・5％
●カプリン酸（炭素数10）　5600mg　10％
●ラウリン酸（炭素数12）　43000mg　76・5％

一方のMCTオイルは、カプリル酸（炭素数8）・カプリン酸（炭素数10）の2種類を含んだ中鎖脂肪酸100％の油です。

●カプリル酸（炭素数8）　約60％
●カプリン酸（炭素数10）　約40％

このように、ココナッツオイルには、ラウリン酸も含まれているので、ゆっくりとケトン体を生成する作用が期待できます。

先のニューポート医師は、若年性アルツハイマー型認知症の夫の治療に、ケトン体の生成を促進するMCTオイルと、ゆっくり作用するココナッツオイルを併用して、脳の神経細胞のエネルギーとなるケトン体を、できる限り長時間維持したのです。

ちなみに、ニューポート医師が、試行錯誤の末にたどり着いたレシピは、食事ごとにココナッツオイルを小さじ３杯（15㎖）、MCTオイルを小さじ９杯（45㎖）だったといいます（※本書で推奨するMCTオイルの摂取量の目安は、１回大さじ１または15㎖を上限に、一日１〜３回です）。

◆シナプスのエネルギー不足が問題

脳細胞にケトン体が作用するしくみを、もう少し詳しく見ていきましょう。

ケトン体が最も効果を発揮するのは、神経細胞と神経細胞をつないで情報の橋渡しをする「シナプス」に対してです。シナプスの仕事は、情報伝達をするために電

ココナッツオイルとMCTオイルの脂肪酸割合

●ココナッツオイル

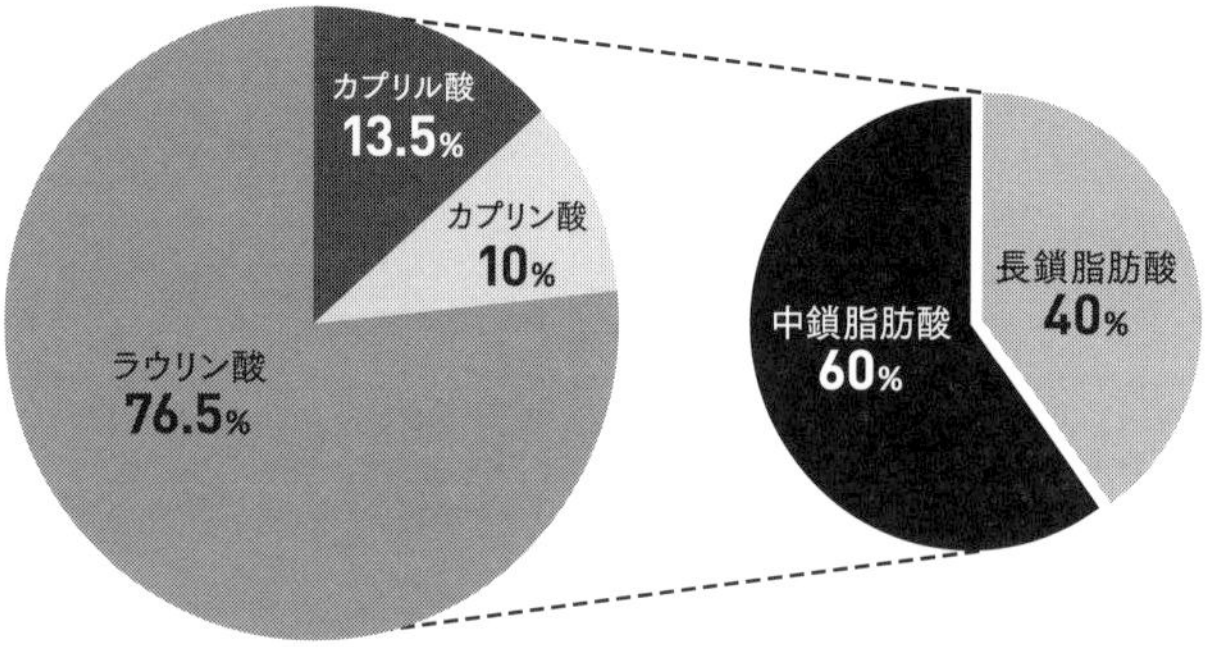

●MCTオイル

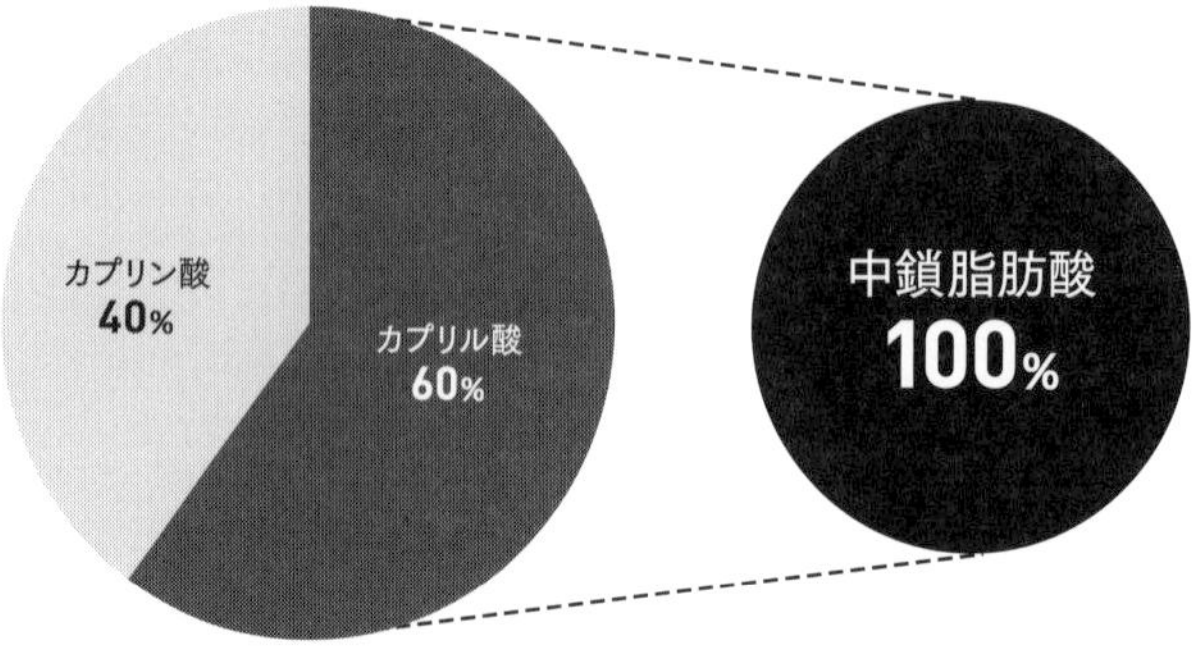

ココナッツオイルとMCTオイルでは脂肪酸の割合が違います。MCTオイルは中鎖脂肪酸100%ですばやくエネルギーになりやすいオイル、ココナッツオイルは、中鎖脂肪酸60%のうちラウリン酸の割合が多く、長鎖脂肪酸も含まれるので、吸収がゆっくりでエネルギーが持続しやすいといえます。

気エネルギーを化学エネルギーに変換するというエネルギーの変換です。

東京工科大学の佐《さ》藤《とう》拓己《たくみ》教授によれば、「シナプスの性能が脳の性能を決める」というほど重要な役割を担っており、シナプスが情報伝達の仕事を果たすためには大量のエネルギーが必要となります。そのため、エネルギーの産生工場であるミトコンドリアは、大量のエネルギーを必要とするシナプスの周辺に集まっているのです。

ですから、脳がエネルギー不足となったときに、最大の被害を受けるのがシナプスなのです。いい方を変えれば、エネルギー不足によってシナプスの伝達機能にエラーが生じているというのが、認知症の状態ということです。

そもそも認知症は、ブドウ糖がエネルギーとして使えないことが原因ですから、シナプス周辺のミトコンドリアに最速で到達し、ミトコンドリアで直接エネルギーとなり、**シナプスへのエネルギー補給を速やかに遂行するケトン体の働きが、認知症の救世主になる**というのは納得できるのではないでしょうか。

◆パーキンソン病にも同様の効果が！

本国のアメリカでも大評判となったニューポート医師のもとには、アルツハイマー型認知症に対する効果だけではなく、**パーキンソン病やハンチントン病、多発性硬化症、緑内障といった病気にも、MCTオイルやココナッツオイルから獲得できるケトン体に有効性があった**という知らせが届いているといいます。

パーキンソン病は、脳の運動機能の調節を指令している神経伝達物質の「ドーパミン」が作られなくなり、運動機能が不具合になる病気です。そのため、歩く速度が遅くなったり、歩幅が狭くなったり、動作が遅く、動きも小さくなります。

さらに、安静にしていても、手や足が細かく震えたり（振戦）、関節がカクカクするように動いたり（筋固縮）、体がグラついたときにバランスをとることができなくなったりします。

また、抑うつや幻覚といった精神症状のほか、自律神経も障害されるため、頭痛、便秘、頻尿などを伴うこともあります。

難病に指定されているパーキンソン病の発症年齢については、50～65歳が多いとされますが、高齢になるほど発病率が増加することが知られています。その一方で、40歳以下で発症する若年性パーキンソン病もあります。

日本には約15万人の患者さんがいると推定されていますが、病気の進行を止める治療法は、いまだ確定されてはいません。そのため、薬によって症状をコントロールする治療が中心となりますが、最近では脳外科的な手術療法も急速に普及してきました。

そして、高齢者の場合には、脱水や栄養障害になりやすく、認知症を合併することも珍しくありません。

こうしたパーキンソン病のような進行性の病気にも、ケトン体による改善が報告されているのは、患者さん自身だけでなく、介護をする家族にとっても僥倖《ぎょうこう》だといえるのではないでしょうか。

うつ病も認知症と同様に脳のエネルギー不足が原因

◆血糖値の乱高下がうつ病を加速させる

ストレスの多い現代で、誰もが発病する可能性があるのが「うつ病」です。厚生労働省が本腰を入れて取り組む疾病対策として、がん・脳卒中・急性心筋梗塞・糖尿病に、うつや認知症という精神疾患が追加されて「5大疾病」となりました。

厚労省が実施した2008年の調査によれば、精神疾患の患者数は約323万人で、4大疾病の中で最も患者数が多い糖尿病（約237万人）を上回り、がん（約152万人）の2倍にもなるといいます。

うつ病の人にとって避けたいのが、血糖値の乱高下です。これまでの説明にもあ

5大疾病患者数の推移

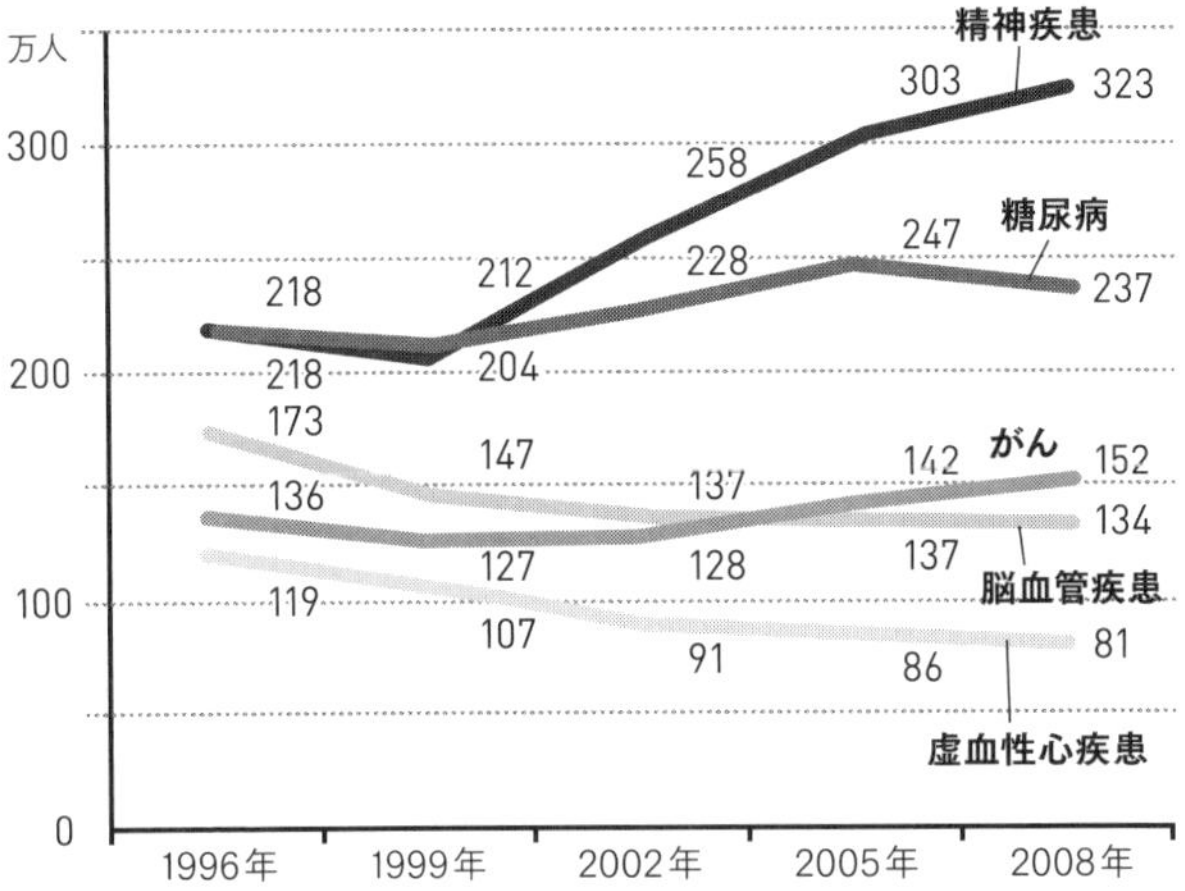

出典：患者調査（厚生労働省）
http://www.seikatsusyukanbyo.com/calendar/2011/001824.php

るように、糖質を摂ることで体内の血糖値が急上昇し、それを合図に膵臓からはインスリンが分泌されて血糖値を下げるように働きます。

血糖値の上昇や下降にともなって生じる生理的な眠気やだるさは、精神的に不安定な状態を招く要因のひとつ。3食を糖質中心の食事にしたり、間食に甘いものを食べたりすれば、一日に何度も血糖値の乱高下が起こり、精神的な不安定さを加速させてしまいます。

実際に、**糖質制限をしてケトン体質になると、血糖値の乱高下というリスクがなくなるため、うつが改善するという人が少なくないのです。**

◆セロトニンが不足するとうつ病になる

先の東京工科大学の佐藤拓己教授は、うつ病と認知症は、シナプスのレベルで同じことが起きていると指摘しています。

カギとなるのが、脳の神経伝達物質である「セロトニン」と「グルタミン酸」です。別名を「幸福物質」というセロトニンが不足すると、何をしても幸福感が得られず、悲観的な気持ちにとらわれるようになります。一方のグルタミン酸は、「記憶物質」ですから、これが足りないと物忘れが激しくなり、人や物の認識もできなくなります。

つまり、**セロトニンが不足するとうつ病に、グルタミン酸が不足すると認知症となるわけです。**うつ病にしても認知症にしても、そもそもの原因は、エネルギー不足によってシナプスが正常に機能しないことですから、それによって不足する物質が備えている働きが損なわれてしまうわけです。

実際に、うつ病でも認知症でも、初期の症状にはミトコンドリアから生産されるエネルギーの不足があります。ブドウ糖を脳のエネルギー源にしているために生じるのですから、**食事から摂る糖質を制限し、軽症のうちにケトン体を使ってエネルギーを確保することが有効である**といいます。

◆うつ病ではなく低血糖症!?

さらに、**うつ病と診断されている症状は、実は「低血糖」によるものかもしれません。**

これまでは、血糖値が高いことのリスクを説明してきましたが、低血糖も軽視できるものではありません。低血糖とは、血糖値が基準値の80mg/dlより低くなる状態で、一見すると、血糖値の上昇によって起こる糖尿病とは反対の病態のように思えます。

ところが、血糖値の調節がうまくできないという点で、どちらも共通しています。急激に上がった血糖値を下げるためにインスリンが分泌されるのですが、インスリンは微調整をするのが苦手なので、下げるとなると基準値を下回るほど下げてしまうのです。

そのため、**低血糖が起きやすい人は、将来糖尿病になるリスクが高いといわれています。**

低血糖が生じた場合に、最も影響を受けるのが脳です。うつなどの精神疾患を栄養学の側面からアプローチしている新宿溝口クリニック院長の溝口徹《みぞぐちとおる》先生は、低血糖は脳の栄養不足の状態として、次の3つのタイプに分類しています。

①反応性低血糖症

食後の血糖値の急上昇と急下降によって、多様なホルモンが放出され、一番強く出現したホルモンの持つ機能に応じた変調が起こるもの。例えば、アドレナリンなどの興奮系ホルモンが多く放出されると、動悸、手足のしびれ、頭痛、精神面ではイライラ、不安感、恐怖心などが現れます。

②無反応性低血糖症

血糖値が上昇しないタイプで、インスリンの分泌も出たり出なかったり。疲労感が強く、いつもだるさを感じている人は、要注意です。

③乱高下型低血糖症

血糖値の乱高下が顕著なタイプです。今まで笑っていたのに、急に怒り出したり、泣き出したりと、感情の起伏が激しいのが特徴です。

低血糖の３つのタイプ

●正常な場合

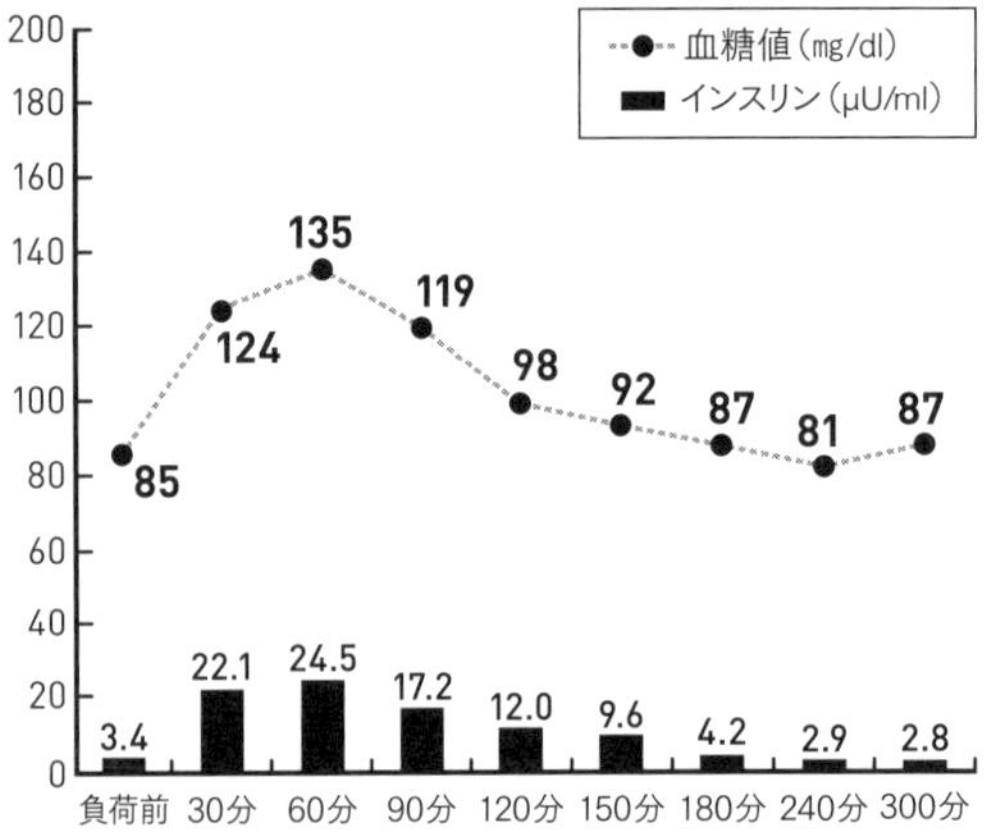

①反応性低血糖症

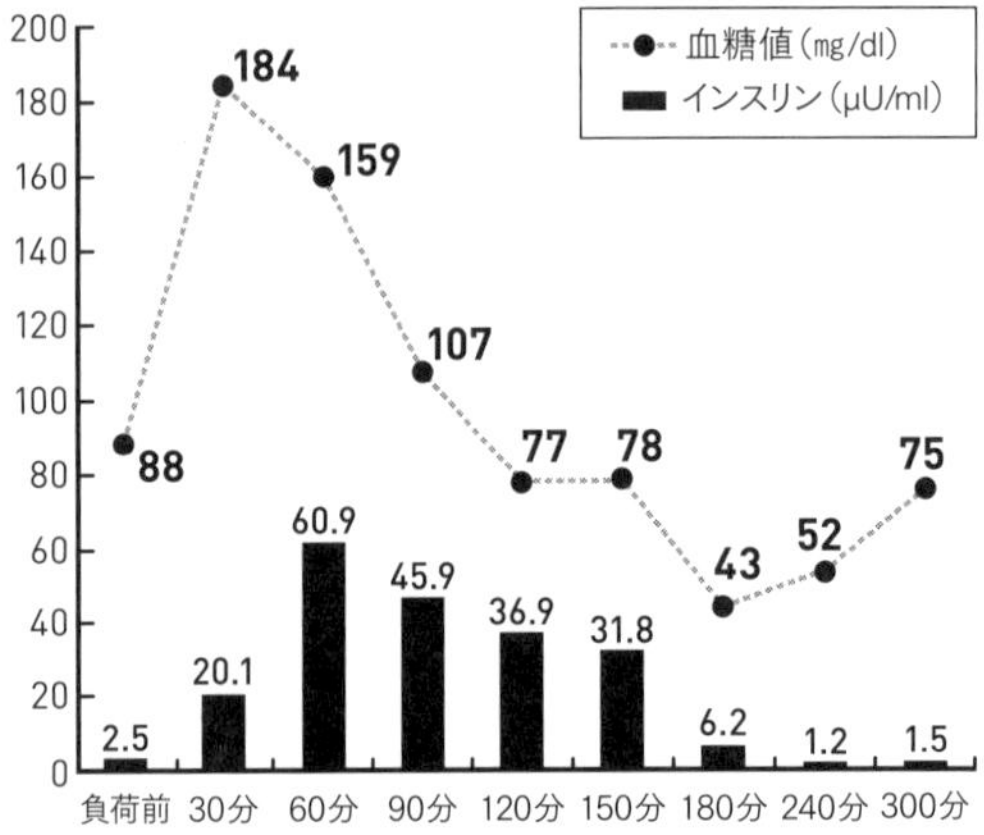

②無反応性低血糖症

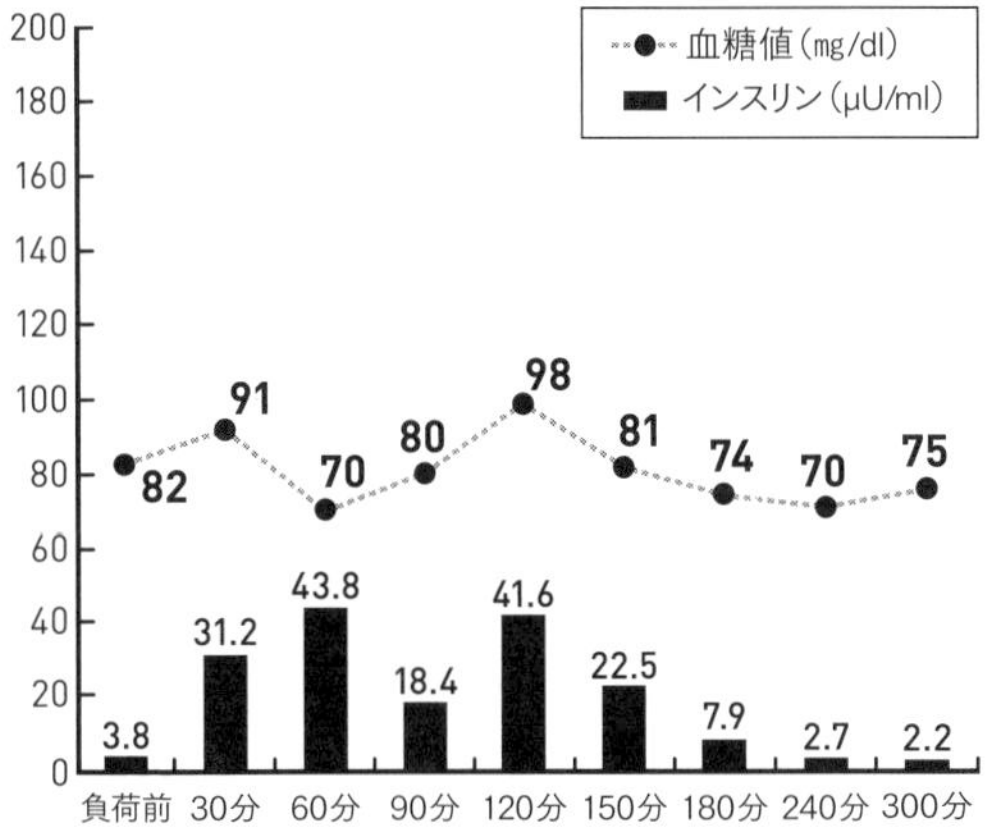

③乱高下型低血糖症

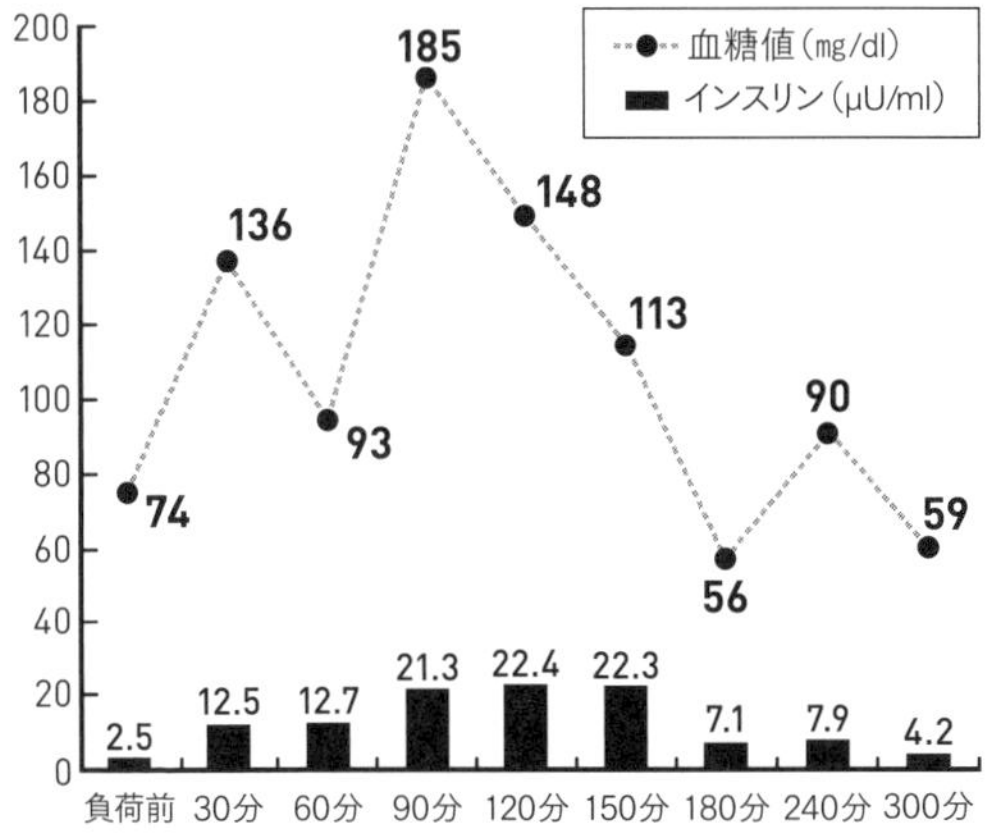

出典：溝口徹『図解でわかる最新栄養医学「うつ」は食べ物が原因だった!』（青春出版社）

◆産後うつは鉄不足が原因

さらに、私のクリニックにも「産後うつ」という特有のうつ症状が出る人が少なくありません。産後うつになると、周囲にイライラしたり、出産や子育てに対して不安を感じたり、理由もないのに泣いてしまったり、何に対しても興味が持てなくなったり……といった症状が現れます。そうした患者さんは、鉄不足が原因なので、私は鉄分の摂取を勧めています。

人は、**脳の中の鉄分が不足すると、糖質回路を使ってエネルギーを作り出そうとします。**糖質回路は、エネルギー効率が悪いために、もっともっとブドウ糖を補うことを求めてくるのです。

鉄不足の患者さんは、ごはんやパン、お菓子などの糖質中毒になっていて、「ごはんを食べないなんて考えられない」、「スイーツだけはやめられない」などといいますが、鉄を補給して3ヵ月も過ぎると、糖質や甘いものへの執着が薄らいでいきます。

鉄不足かどうかを調べる、いわゆる貧血の指標としては、「ヘモグロビン」の値が使われます。ヘモグロビンは、赤血球を構成するたんぱく質のこと。血液中で酸素を運ぶ大切な役割を担っています。ところが、ヘモグロビン値が正常でも、潜在的な鉄不足に陥っている可能性が少なくありません。

実は、本当に大切なのは「フェリチン」という体内に蓄えられている貯蔵鉄の数値です。

血液中のヘモグロビンが減少すると、まず血清（血液の中の液体成分）中の鉄分が、ヘモグロビンを増やすために使われます。次は、血清鉄の減少を補うために貯蔵鉄であるフェリチンから鉄分が供給され、血清鉄の濃度が維持されます。

日本では、フェリチンの正常値は女性で5〜157ng/mlです。5ng/mlでも正常範囲内ということになりますが、アメリカでは40ng/ml以下では、貧血と診断されて妊娠を勧められません。

そもそも妊娠をすると、お腹の赤ちゃんに血も鉄もあげてしまいますから、フェリチン値は、かなり低くなります。出産によって500mlほど出血するので、血清中の鉄も貯蔵鉄も空っぽになり、気分の落ち込みやイライラといった鉄不足の症状が現れるのです。私の調べたところでは、妊娠の後期に母親の血液のフェリチンを調べると、5ng/ml以下ですが、生まれた直後の赤ちゃんの臍帯血は20ng/ml以上あります。いかにお母さんが赤ちゃんのために鉄を与えるか、ということに驚きます。だからこそ、妊娠中に鉄不足を回避することは意義深いのです。

鉄は、細胞を作るために不可欠な栄養素ですから、鉄不足になると、肌が荒れたり、髪が抜けたり、気がつかないうちにアザができたり。さらに、セロトニンやドーパミンのような**脳内の神経伝達物質の合成にも、鉄は不可欠です。鉄不足になると、セロトニンやドーパミンなどが不足するので、うつ病の症状が現れてくるのです。**

鉄は、糖質依存を抑えて、ケトン体が出るようになるためにも重要な栄養素というわけです。

ケトン体質になるだけでがんの予防と改善が期待できる

◆がん細胞はブドウ糖なしでは生きられない

ケトン体は、がん治療の分野でも大きな注目を集めています。

その最大の理由は、**多くのがん細胞はブドウ糖しかエネルギーとして使えないということ。**さらに正確にいえば、がんは増殖するためのエネルギー、核酸や細胞膜などの細胞の合成に使う成分も、すべてブドウ糖でまかなっているためです。そのため、正常な細胞と比べて数倍〜数十倍ものブドウ糖が必要になります。

こうしたがんの性質を応用したのが、ＰＥＴ（Positron Emission Tomography：陽電子放射断層撮影）というがんの検査法です。ＰＥＴ検査は、がん細胞が正常細胞に

がん細胞は糖を食べて仲間を増やす

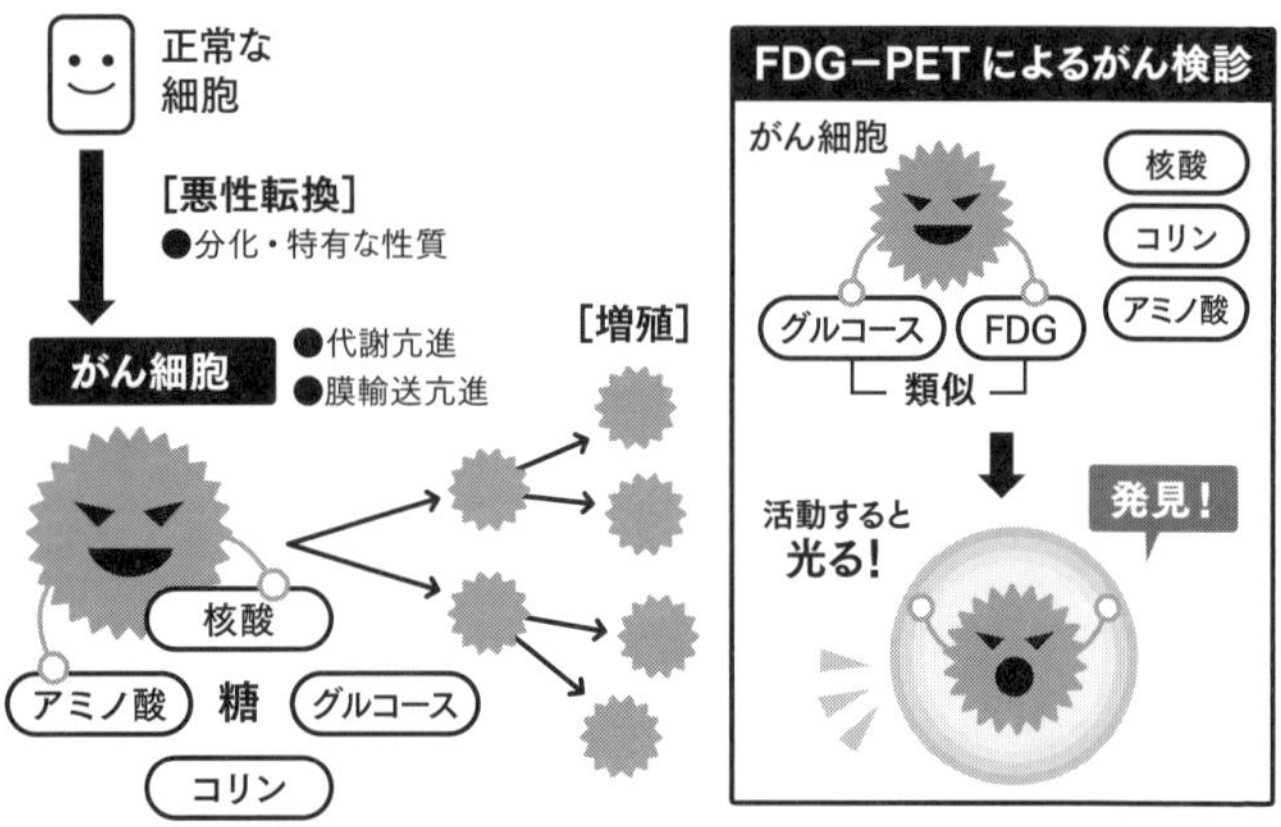

出典：国立国際医療研究センター病院ホームページ
http://www.hosp.ncgm.go.jp/s037/010/010/pet.html

比べて大量のブドウ糖を取り込む性質を利用し、ブドウ糖に近い特殊な検査薬を体内に注射し、全身を撮影するという方法です。「がん細胞に目印をつける」ことで、がんの有無や位置を調べることができます。

さらに、食事から極力糖質を摂らず、**脂肪とたんぱく質を中心にしたケトン食に切り替えて、がんを兵糧攻めにする方法を、臨床治療に取り入れている専門医も少なくありません。**科学的根拠のある補完・代替医療でがん治療にあたる銀座東京クリニック院長の福田《ふくだ》一典《かずのり》先生も、がん治療にケトン食を推奨する専門医の一人です。

福田先生は、「正常な細胞は、ブドウ糖がなくても脂肪を燃焼させてエネルギーを産生することができ、５大栄養素の脂肪、たんぱく質、ビタミン、ミネラルがあれば細胞を増やし、体を正常に維持できる」と説明しています。５大栄養素の残りの１つの栄養素が、糖質です。**糖質を必須栄養素とするのは、がん細胞だけ。**正常細胞は脂肪をエネルギー源として利用できるので、糖質がなくても、まったく困らないというわけです。

◆インスリンはがん細胞の増殖を促す

さらに、がん細胞と糖質は、インスリンを介しても友好関係にあります。インスリンは食後に上昇した血糖値を下げるのが主な仕事ですが、実は、がん細胞の増殖を促す作用もあります。福田先生は、「がん細胞の表面（細胞膜）にあるインスリン受容体にインスリンが結合すると、細胞増殖のシグナルが活性化し、がんの発育や転移が促進される」と説明し、さらに、インスリンはがん細胞の増殖を促進するインスリン様成長因子の活性を高める作用もあるというのです。

つまり、**糖質を摂るほどインスリンが分泌されて、がんの発病や増殖のリスクを高める**ということ。実際に、培養したがん細胞を使った実験でも、培養液のブドウ糖濃度を高めると、がん細胞の増殖、転移、浸潤が促進され、高濃度のブドウ糖がある状態でインスリンを添加すると、さらに増殖や浸潤が促されることがわかっています。

そこで、食事から糖質を減らすだけでも、血糖値の上昇やインスリンの分泌がなくなり、がんの発病や増殖を抑えることができるわけです。

加えて、がん細胞退治にケトン体が有効だという理由には、**正常な細胞は、ブドウ糖がなくても脂肪をエネルギー源として利用できるという点です。**そこで注目されるのが、糖類の摂取を極端に減らし、脂肪を多く摂取しケトン体を産生させるというケトン食です。

ケトン体はブドウ糖がなくなったときに、肝臓で脂肪酸を分解してできる物質だとお伝えしました。正常細胞は、ケトン体を使ってエネルギーを産生することができます。その際に酵素が必要ですが、大半のがん細胞にはケトン体からエネルギーを産生するのに必要な酵素の活性が低下しているため、ケトン体を利用することができません。

つまり、糖質制限をするだけでなく、積極的にケトン体を出すような食事スタイルにすることが肝心。そこで、すぐにケトン体になる中鎖脂肪酸100％のMCTオイルを補うことが、がん治療に対するケトン食療法のポイントというわけです。

◆ケトン体自体にも抗がん作用がある

前述したようにケトン体は、水溶性で細胞膜や血液脳関門を通過し、骨や筋肉、心臓や腎臓、大切な脳など多くの臓器に運ばれ、それらの細胞のミトコンドリアで代謝されてエネルギーとなります。脳にとっては、ブドウ糖以外に使える唯一のエネルギー源です。

さらに、**ケトン体の構成要素であるアセト酢酸とβ-ヒドロキシ酪酸には、それ自体に抗がん作用がある**ことも報告されています。

がん細胞と正常な細胞に、アセト酢酸やβ-ヒドロキシ酪酸を加えると、正常な細胞の増殖は正常に行われるのに対して、がん細胞の増殖だけが抑制されます。それも、アセト酢酸やβ-ヒドロキシ酪酸の量が多いほど、その効果が高いのです。**これは、ケトン体が、がん細胞のブドウ糖の取り込みと代謝を阻害するためだと推察されています。**

こうしたケトン体のがん細胞への作用は、多くの実験が行われ、ケトン食が、がんの増殖速度を遅くしたり、がんを移植したネズミの生存期間を延ばしたりすることがわかってきています。

さらに、動物実験だけでなく、人間においても、悪性腫瘍の治療におけるケトン食の有効性などが数多く報告されています。

代表的なものでは、進行した脳腫瘍の女児2名に対し、ケトン食を使って8週間の治療を行ったところ、ケトン食を開始してから7日後には血糖値が正常域まで低下し、血中ケトン体は20～30倍に増加。患者の1人には、臨床で明らかな症状の改善があり、長期間の延命効果が認められているとのことです。

ほかにも、進行がんなどにもケトン食が効果をあげているとされ、一般的な抗がん剤治療や放射線治療の効果を高めることも解明されつつあります。

◆ケトン食＋超高濃度のビタミンC

ケトン食に、超高濃度のビタミンC点滴を組み合わせることで、進行がんを消したという事例もご紹介しましょう。

この治療法のしくみは、ブドウ糖とビタミンCの分子構造がとてもよく似ているということからはじまります。がん細胞はブドウ糖と勘違いしてビタミンCを取り込んでしまうのですが、がん細胞に侵入したビタミンCはがん組織に過酸化水素を与えて、がんを殺すように働きます。その一方で、同時に起こる炎症などを調整するために、本来の抗酸化物質としての役割を果たすのです。

さらに大事な条件として、**ビタミンCは、ブドウ糖と同じ経路で細胞に取り込まれるため、ブドウ糖の濃度が高い限り、細胞に入ることができません。そこで、糖質を制限するケトン食との組み合わせが不可欠**なのです。

この治療法は、友愛病院の水野《みずの》雅登《まさと》先生、ハタイクリニック院長の西脇俊二《にしわきしゅんじ》先生、多摩南部地域病院の古川健司《ふるかわけんじ》先生らが取り組んで、すばらしい成果を上げています。

古川先生は、たんぱく質3割、脂肪7割の「免疫栄養ケトン食療法」を行っていますが、免疫栄養ケトン食療法により「両胸の乳がん手術後に、肺へ転移したがんが消失」、「大腸がんの手術後に、リンパ節へ転移したがんが消失」といった症例が報告されました。

今後、ますますケトン体への理解が深まれば、みなさん自身の力で、がんを予防・

改善することができるようになるかもしれません。

マルチビタミンや免疫力の強化など多彩な治療が必要ですが、基本的には食事による糖質制限と、ＭＣＴオイルなどの使用が大切になるでしょう。そうすれば、効率よくケトン体質になることができ、がんを寄せ付けない体を作ることになるのです。

Doctor's Note2

老化とがん化と炎症を防ぐ 夢のエネルギー

ケトン体のもうひとつ優れた点は、高齢者の認知能力を改善するなど脳にとって大変、優しく保護的なエネルギーであることです。

過剰な糖は、糖化と酸化を起こして、老化の道を進行させます。

一方、ケトン体は酸化を防ぎ、炎症を抑え、老化を防ぎます。

さらには、がん細胞はケトン体が使えないというすごい特徴があります。ケトン体は生命維持にとって、脳に優しく、がんに強い、まさに不老不死のエネルギーなのです。

ただし、このケトン体は、縁の下の力持ちで、シャイで出しゃばりではないので、糖質が使われていたら、表に出てきません。

ケトン体を活かすには糖質制限をすることが必要なのです。

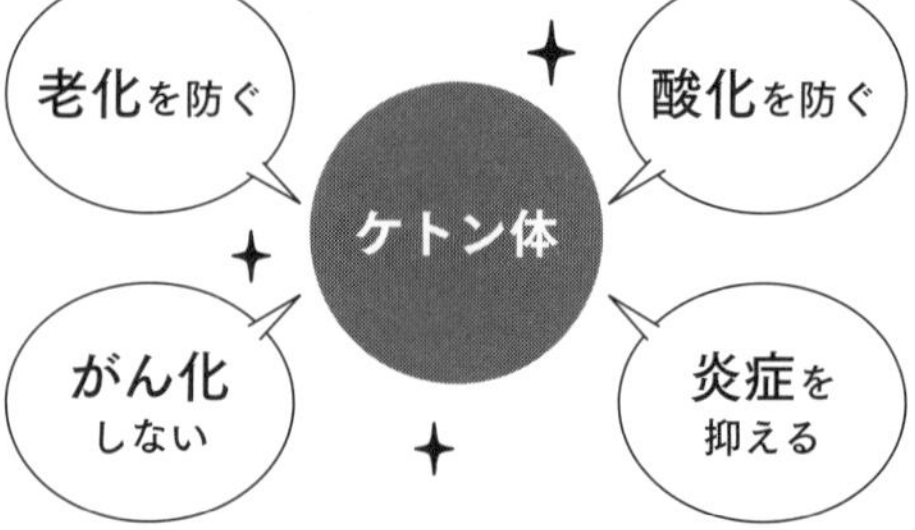

第5章

MCTオイルでこんな効果も！

むくみや偏頭痛といった女性に多い症状も改善

ＭＣＴオイルを摂ってケトン体質になることで、糖尿病、認知症、うつ症状、がんといった現代病の改善に期待できることがわかってきました。

実は、ケトン体質になると、これらの病気のほかにも、むくみや偏頭痛といったプチ不調が解消したり、持久力がアップしたり、アンチエイジングそのものにも寄与できることが報告されています。

◆糖質制限でむくみも解消する

まず、糖質制限をするだけでも、むくみが解消したという人が少なくありません。

それというのも、糖質を体内に蓄えようとすると、糖質に対して、その3～4倍もの水分を体内に蓄えるシステムになっているからです。ごはん、パン、パスタなど手軽に食べられる糖質ばかりを摂ったり、砂糖たっぷりのスイーツを食べることで、体は糖質ばかりでなく水分までしっかりと溜め込んで、水分代謝の悪いむくみ体質になっているわけです。

ですから、**糖質制限をするだけで、体内の水分が排出されて、むくみが改善する**のです。

◆偏頭痛もケトン体質で改善！

また、水はけの悪い体になっている人の中には、頭痛持ちも多いのではないでしょうか。

実は、**脂肪とたんぱく質をメインとするケトン食は、偏頭痛にも有効であるという** Di Lorenzo C（P１３４）らの研究結果も報告されているので紹介しましょう。

超低カロリーケトン食で偏頭痛が改善した例

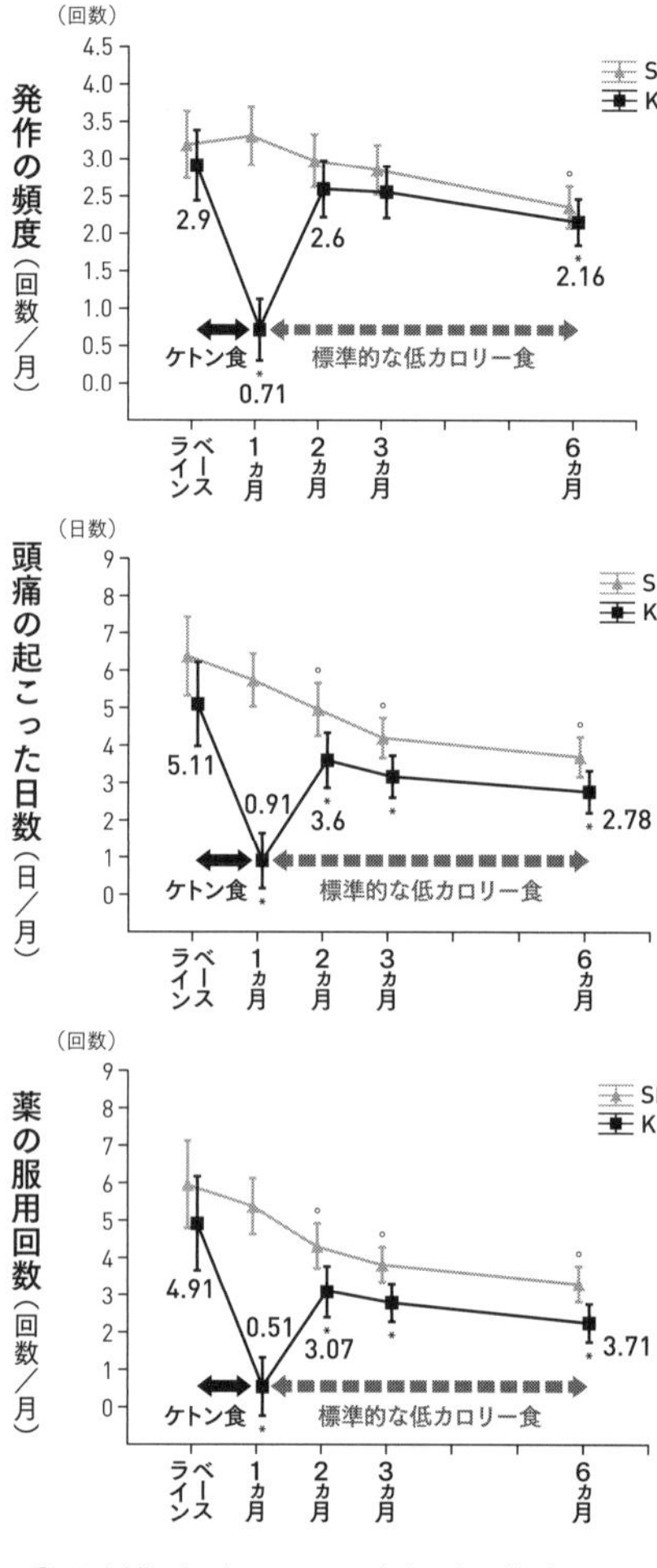

出典：Di Lorenzo C, et al. Migraine improvement during short lasting ketogenesis: a proof-of-concept study. European journal of neurology. 2015 Jan;22(1)

対象となったのは、96名の肥満気味の偏頭痛持ちの女性ばかりです。彼女たちは、本人には知らせずに2つのグループに分けられました。

一方は、KDグループと呼ばれ「超低カロリーケトン食を1ヵ月と標準的な低カロリー食を5ヵ月」続け、もう一方のグループには、SDグループ「低カロリー食を6ヵ月」続けて摂ってもらう方法です。どちらの食事内容も、栄養士が管理したものです。

半年間の試験の結果は、偏頭痛の発作の頻度、頭痛の起こった日数、薬の服用回数で、次のように評価されました。

超低カロリーケトン食＋標準的な低カロリー食を摂ったKDグループでは、最初のケトン食の1ヵ月で、試験前の発作の頻度が月に2・9回から0・71回に、頭痛の起こった日数が月に5・11日から0・91日に、薬の服用回数が月に4・91回から0・51回に減っているのです。

その後、ケトン食から標準的な低カロリー食に切り替えてからは、偏頭痛の回数は一時的に悪化したものの、試験終了時までには、発作の頻度が2・16回、頭痛の起こった日数が2・78日、薬の服用回数が3・71回と継続的に改善が見られました。

一方の低カロリー食だけを半年間継続したグループでは、頭痛の日数と薬の服用回数においては3ヵ月目から改善がありましたが、発作の頻度の減少は6ヵ月目にやっと観察されたというものです。

この試験では、1ヵ月間のケトン食によって、脳内において神経伝達物質の調節が行われたり、ミトコンドリア内の活性酸素の害を軽減したり、代謝が改善されたりしたことが、偏頭痛の症状を改善したのではないかと報告されています。

さらに、最初の1ヵ月でケトン体質に移行したことが、その後の半年間にも好影響を与えたことも示唆されています。

長友選手も実践した持久力アップの食事術

MCTオイルが注目を集めるきっかけとなったことのひとつに、現在、イタリアの「インテルナツィオナーレ・ミラノ（通称：インテル・ミラノ）」で活躍している長友佑都《ながともゆうと》選手の存在があります。

長友選手といえば、最も運動量の多いサイドバック。1回の試合で約12㎞を全力で動き回るというハードなポジションです。そこで必要となるのは、サッカーの試合中の90分間を全力で戦い続ける持久力です。そのためには、ブドウ糖のようにすぐに底をつく燃料に頼るのではなく、体内に蓄えられている脂肪を分解してエネルギーに変えることのできる体に作り変えることが、30歳にしてアスリートとしてより高いパフォーマンスを実現するための必須課題となったわけです。

さらに、アスリートとしては、内臓脂肪などが極力少なく筋肉が多い体に作り変えることも急務でした。その2つの課題を同時に実現させるべく、専属シェフの加《か》藤超也《とうたつや》氏と二人三脚で取り組んだのが、ケトン食の実践でした。

長友選手は、精製された白い砂糖を絶ち、糖質制限を行い、主食を玄米とするセミケトン食にシフトしました。もちろん摂取する油にこだわっているのはいうまでもありません。間食には、カカオ99％のチョコレートやナッツ類など、低糖質で体に有益な脂肪分を選ぶなど食材を吟味しているといいます。

その結果、ケトン食をスタートしてすぐに不要な内蔵脂肪が落ちて、3ヵ月後には持病の胃腸炎や花粉症が改善し、皮膚科に通院していた肌まできれいになったそうです。目標であった、最後まで走ることのできる持久力、戦い続ける精神力も同時に手に入れることができたことを自著『長友佑都の食事革命』（マガジンハウス）の中で述べています。

インスリンには老化ホルモンの別名もある

長友選手のようなアスリートでなくても、ケトン体質に移行することで、私たちも高パフォーマンスを維持できる持久力や、ポジティブな精神力を手に入れることは十分に可能です。

さらに、肌がきれいになったという報告は、女性ならずとも聞き逃せません。

アンチエイジングを専門に研究している前述の東京工科大学の佐藤拓己教授は、著書である『ケトン体革命』（エール出版社）の中で、**人はエネルギー基質（エネルギー産生のベース）を、ブドウ糖からケトン体への持続的な転換が、一番確実なアンチエイジングの方法である**とし、その理由として血管への作用を指摘しています。

「人は血管とともに老いる」と提唱したのは、今日の医学教育の基礎を築いたウイリアム・オスラーですが、血管の健康を維持することが、老化予防の原点。ここでも登場するのが、インスリンです。

インスリンの作用には、①ブドウ糖の取り込みを促進する、②ブドウ糖の脂肪への変換を促進する「肥満ホルモン」、③がん細胞の成長を促進する、④ブドウ糖とシーソー関係にあるケトン体の合成を抑制するなどがあることは、これまでにも説明してきました。それ以外にも佐藤教授は、**インスリンには、⑤老化を促進する作用もある、として「老化ホルモン」と呼んでいます。その理由が、インスリンスパイクによる血管へのダメージです。**

インスリンスパイクとは、インスリンが急上昇して、さらに急下降すること。グラフにするとくぎ（スパイク）のような形になることからそう呼ばれています。インスリンは生命の維持にとって大事なホルモンであることは間違いなく、その意味でもインスリンの基礎分泌は、不可欠です。それに反して、インスリンのスパイク状の増加は百害あって一利なし。これが血管を傷める一大要因となってしまいます。

インスリンスパイクは、大量の糖質を摂ることで急上昇する血糖スパイクを処理するために生じる作用です。ですから、糖質を控えることが最も肝心といえるでしょう。インスリンスパイクを毎日、毎食のように繰り返すほど、血管のダメージは進み、老化を加速させてしまいます。

動脈硬化や高血圧、糖尿病といった生活習慣病は、すべて血管の老化をもたらす血管病ですから、ここにストップをかける最善の方法が、糖質の制限です。糖質を制限して、インスリンスパイクを抑えれば、次には体内に備わったアンチエイジング因子であるケトン体の分泌がはじまります。

あらゆる生活習慣病を予防する総ケトン体値は、1・0mmol/L（1000μmol/L）以上あればよいといわれ、この値は、糖質制限をして、効果的にMCTオイルを摂れば無理なく実現することができます。ケトン体を測る方法はP153を参照してください。

MCTオイルで効率よくやせる

MCTオイルは、脂肪燃焼にも効果を発揮します。一般的な油脂に含まれる長鎖脂肪酸に比べて、約4倍の速さで速やかに消化吸収され、5～10倍の速さでエネルギーになるという特徴があります。そのため中性脂肪になりにくいのです。このMCTオイルの特徴を利用して**糖質制限と組み合わせることで、ケトン体回路を出現させやすくし、蓄積した中性脂肪を燃やすことができます。**

何度もお伝えしている通りですが、もう一度おさらいしましょう。体の中には、生きるために必要なエネルギーを生産する2つの回路があります。ひとつは、ブドウ糖を燃料にする糖質回路、もうひとつは、脂肪を燃料にするケトン体回路です。食事から糖質を摂っていると、優先的に糖質回路が作動し続けることになります。一方で、ブドウ糖が枯渇すると、作動するのが、体内脂肪を燃料とするケトン体回路です。２つの回路は、シーソーのような関係で糖質回路が優位なときには、ケトン体は出てきません。

糖質制限では炭水化物を摂らずにたんぱく質と脂肪の多い食事をしますが、やせるためにはこれでは十分ではありません。グリコーゲンで蓄えていたブドウ糖も枯渇して、いよいよ体に糖がなくなると、血糖を維持するために自ら糖を作り出す「糖新生」が起こります。その材料がアミノ酸や乳酸です。糖ができるのですから糖質回路は維持されるわけです。

そして糖質回路では、ガス欠になりやすいため、空腹感、我慢比べ、リバウンドという負のスパイラルに陥るだけです。一方、糖質制限にＭＣＴオイルをプラスすることで、糖新生をおさえながらケトン体の出現をしやすく、効率よく脂肪を燃焼することができるのです。

◆バターコーヒーダイエットならケトン体が出現しやすい

ケトン体が出れば蓄積した脂肪が燃焼しやすくなるということはわかりました。ではどうすればいいのでしょうか？

これを具体化した無理なくできるダイエット法に「バターコーヒーダイエット」があります。バターコーヒーとは無糖のホットコーヒーにMCTオイルとギーなどの無塩バターを入れたものです。前日の夕食の主食を抜き、翌日の朝食にバターコーヒーのみを摂ることが効果的です。

ケトン体を出すためには、一日の糖質量を50gに抑えることも必要です。それには3食の摂り方を工夫する必要があるわけです。

糖質を3食摂ったときの血糖値と、糖質を摂らない時間を長くしたときの血糖値の変化を表したのが、P145のグラフです。糖質を摂らない時間を長くし、さらにMCTオイル入りのバターコーヒーを飲めば、ケトン体を出しやすくすることができます。

3食糖質を摂ったときの一日の血糖値の変化

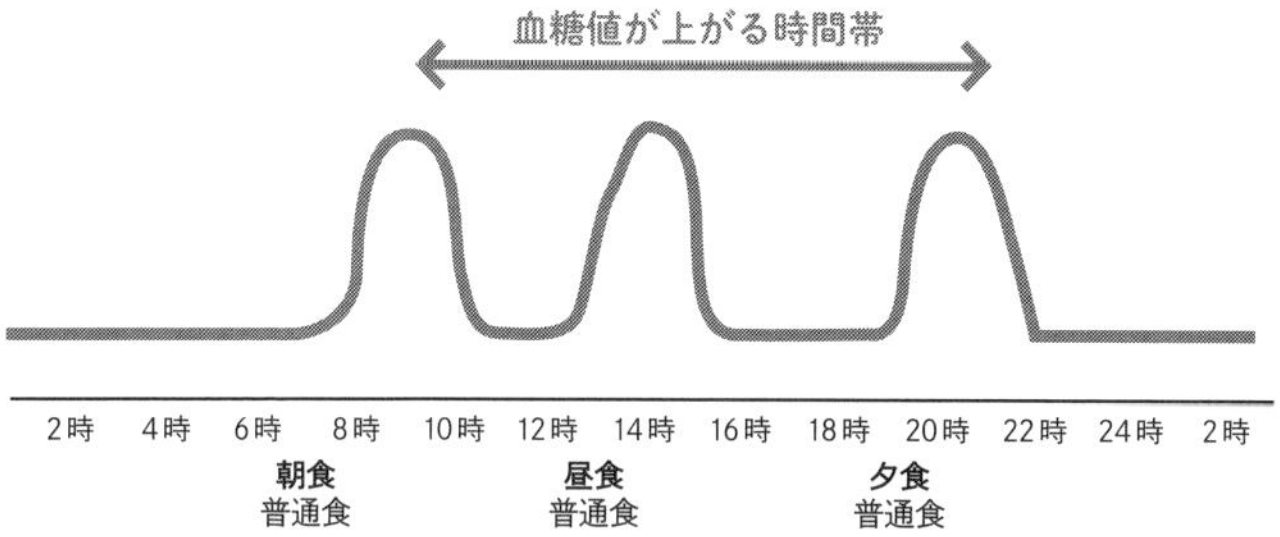

3食で糖質を摂ると食後の血糖値が上がりインスリンが分泌されます。さらに間食に甘いものを摂れば、ますますインスリン過多の生活になってしまいます。

バターコーヒーの朝食と初級糖質制限食の血糖値の変化

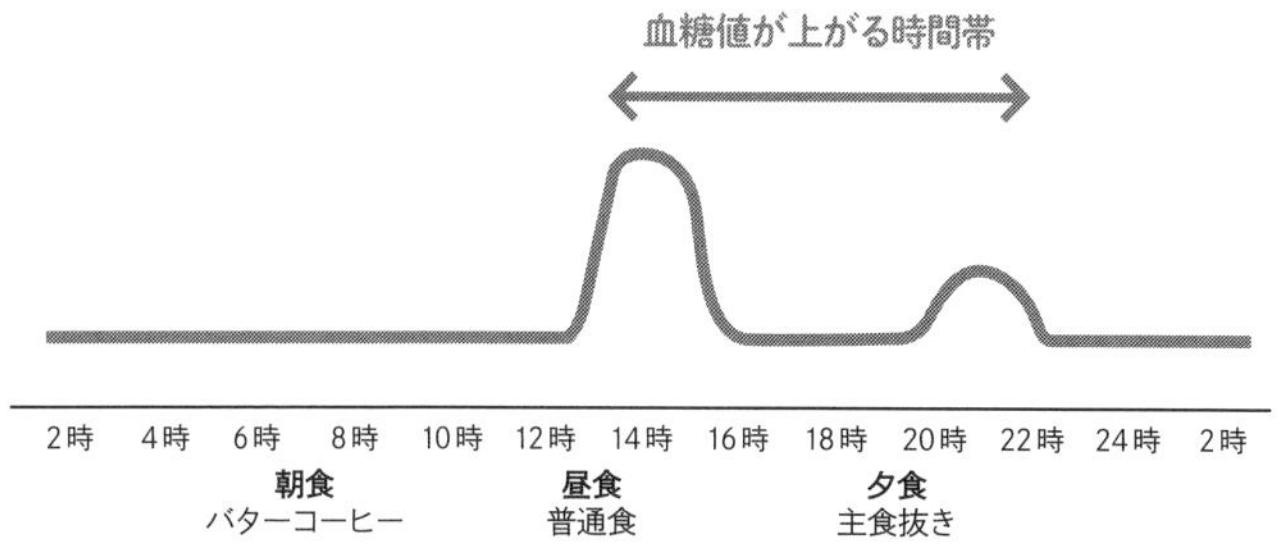

前日の夕食を主食抜きにして、翌日の朝食をバターコーヒーだけにすると、血糖値が上がらない時間を長時間維持できます。

詳しくは私が監修している『ケトン体でやせる！　バターコーヒーダイエット』（弊社刊）で詳しく紹介しているのですが、抜粋してポイントを紹介しましょう。

バターコーヒーダイエットは、朝食をバターコーヒーだけにして、昼食・夕食の糖質制限食と組み合わせていく方法です。糖質制限の強度別に、次の①初級②中級③上級の3コースのいずれかを選んで、ダイエットの期間は1週間～3週間を目安にスタートしましょう。

①初級コース
- 朝食　バターコーヒー
- 昼食　通常食
- 夕食　主食抜き食

②中級コース
- 朝食　バターコーヒー
- 昼食　主食抜き食
- 夕食　主食抜き食

③上級コース
- 朝食　バターコーヒー
- 昼食　バターコーヒー
- 夕食　主食抜き食

このダイエットのポイントは、朝と夕食の主食を抜くことで蓄積脂肪を燃焼させるケトン体回路が作動する時間を集中して確保することです。

初級コースでダイエットをした場合、朝食はバターコーヒーだけ、昼食は普通の食事をして、夜は主食抜きの食事というプログラムです。この場合、例えば、主食を摂らない夕食を前日20時とすれば、翌日の朝食は低糖質のバターコーヒーのみですから、前日の夜から昼食の普通食の直前まで、血糖値を上げることなくケトン体を出すことができます。

ＭＣＴオイル入りバターコーヒーの作り方はＰ１５８～１５９を参照してください。

糖質制限していても、ＭＣＴオイルやギーなどから脂肪を摂ることで、血糖値を上げることなく、脂肪を燃やすことができます。

①初級コースの血糖値とケトン体の予測グラフ

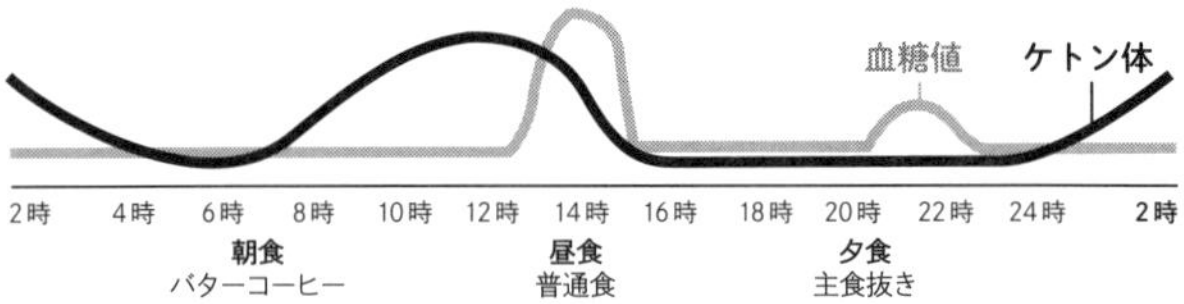

前日の夕食を主食抜きにして、朝をバターコーヒーだけにすると、前夜から昼食前まで、ケトン体回路を作動させることができます。

②中級コースの血糖値とケトン体の予測グラフ

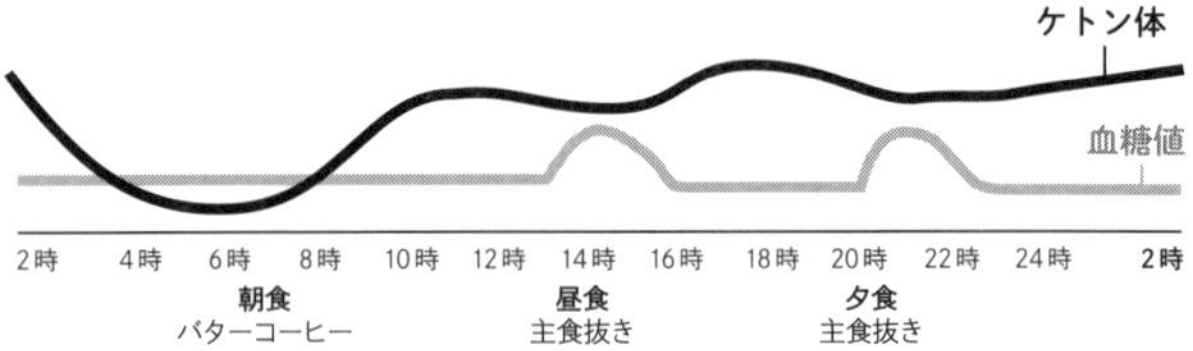

昼食も夕食も主食を摂らずに、朝をバターコーヒーだけにすると、ケトン体回路をさらに長時間作動させることができます。

③上級コースの血糖値とケトン体の予測グラフ

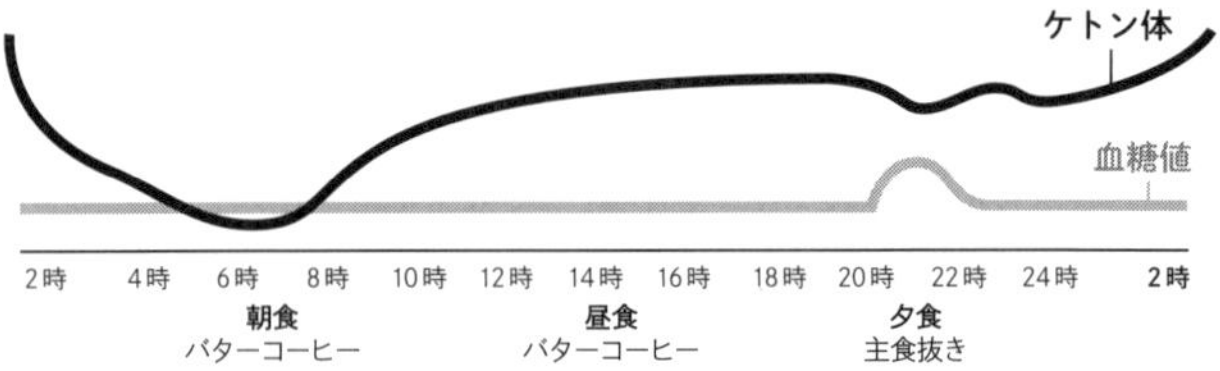

1杯のバターコーヒーは、わずか糖質量2.4gと低糖質。通常は主食を抜いても、おかずの食材や調味料にも糖質が含まれています。でも、朝と昼をバターコーヒーにすれば、ケトン体値も最強になります。

※健常者と糖尿病の方など個人差があります。

◆肥満の原因を知りましょう

糖質制限のみでは、空腹感、リバウンド、空腹感など負のスパイラルを伴うことは述べましたが、肥満にはほかにもいろいろな原因が隠れています。

●インスリン抵抗性

インスリン抵抗性とは、血糖値を下げるインスリンの効きが悪い状態のこと。糖質中毒では常にインスリンが出すぎるため、インスリン抵抗性を起こしやすくなります。

●レプチン抵抗性

レプチンは脂肪細胞から分泌されるホルモンで、食欲を抑える働きをします。レプチン抵抗性とは、レプチンの効きが悪くなる状態ですから、脂肪代謝の低下、食欲過剰などを招きます。レプチン抵抗性が生じるメカニズムは主に肥満による「レプチンの過剰分泌」「血液中の過剰な中性脂肪」「細胞膜の柔軟性低下」の3つとい

リーキーガット症候群

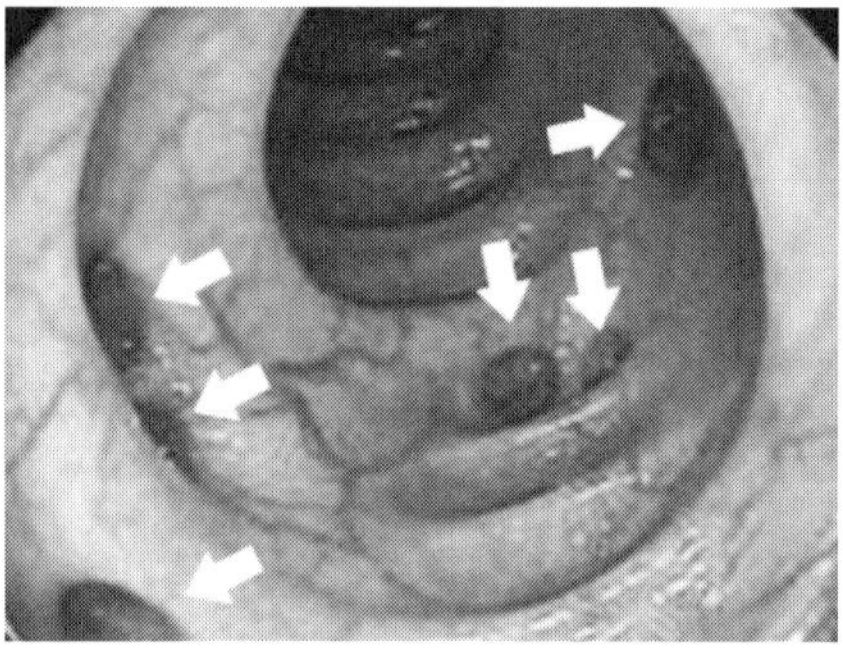

リーキーガット症候群で腸壁に穴があいた状態。正常な状態の腸壁では、未消化の食物や有害な物質はブロックされますが、リーキーガット症候群では未消化の食物や有害な物質が侵入してしまいます。

われます。細胞膜が柔らかいとレプチンの分泌もスムースなのですが、サラダ油などのオメガ6系の脂肪酸、トランス脂肪酸の摂りすぎ、またオメガ3系の脂肪酸の不足が細胞膜を硬くするということがわかっています。

●リーキーガット症候群

腸の粘膜に穴のあくリーキーガット症候群になると、腸から吸収された有害物によって、さまざまな臓器に慢性炎症が起こります。特に、肝臓で炎症が生じると血糖のコントロールができなくなり、血糖値が上昇するためインスリンの大量分泌が起こります。

●基礎代謝の低下

これまで、カロリー制限を続けてきた人は、摂取したカロリーに応じて行われる基礎代謝が低下していることで、脂肪が燃焼されにくい可能性があります。

●栄養不足

エネルギー産生に不可欠な栄養素の鉄分の不足も見逃せません。鉄不足になると、エネルギーが十分に産生されないばかりか、細胞への酸素の供給も停滞してしまいます。

●生活習慣の乱れ

睡眠不足やストレス過多の場合、レプチンの生産が低下して脂肪が燃焼されにくくなったり、コルチゾールという血糖値を上昇させるホルモンが分泌されて、糖質を摂らなくても血糖値が上がりやすくなったりします。

糖質制限が失敗する主な理由

インスリン抵抗性

血糖値を下げるインスリンが効かない状態。高血糖、高インスリン状態が続いて脂肪の蓄積が加速する

レプチン抵抗性

脂肪細胞から作られるホルモンであるレプチンが効かなくなると、**脂肪の燃焼が低下し、過食になって太りやすくなる**

リーキーガット症候群

免疫の砦《とりで》である腸の粘膜に穴があき、細菌などが侵入すると、さまざまな臓器で炎症が起こる。**肝臓の炎症は血糖値上昇の原因になる**

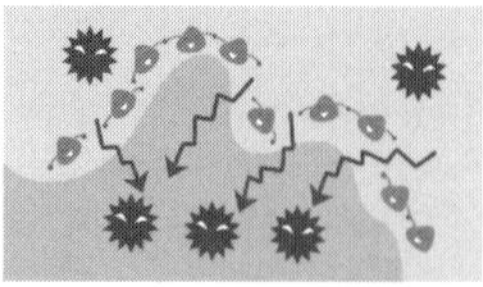

生活習慣の乱れ

寝不足やストレス過多、運動の不足によって自律神経が乱れると、**ホルモンバランスが乱れて血糖値の上昇などを招く**

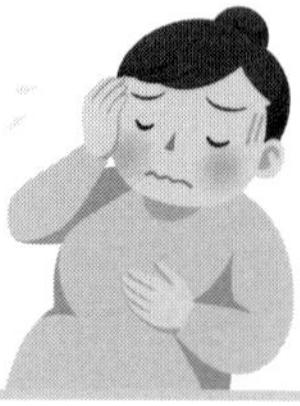

栄養不足

エネルギー産生をするのに不可欠な栄養素の不足も大問題。特に、**鉄分の不足はダイエット失敗の大きな要素**

基礎代謝の低下

基礎代謝は摂取するカロリーで調整されるので、**カロリー制限を続けてきた人は**基礎代謝も省エネモードで、**やせにくい体質になる**

ケトン体が出ているかを調べる方法

ケトン体は糖質制限とＭＣＴオイルの摂取で出現しやすくなりますが、自分で測る方法もあります。

ひとつが「リブレ」という器具で、もうひとつが尿検査試験紙を使う方法です。リブレではβ－ヒドロキシ酪酸を、尿検査ではアセト酢酸を計測することができます。β－ヒドロキシ酪酸とアセト酢酸を計測し、その合計が総ケトン体値です。

血液中の総ケトン体の基準値は、日常的に３食以上糖質を摂っている場合には26～１２２μmol/Lとされます。リブレのβ－ヒドロキシ酪酸の基準値は０・６mmol/L（６００μmol/L）以下となっています。

アセト酢酸が300μmol/Lなら、β－ヒドロキシ酪酸は700μmol/Lくらい（3：7の比率）で総ケトン体値は1000μmol/Lになります。

●Free Style リブレ

リブレは、皮膚に装着したセンサーで血糖値を測定し、専用のモニターでスキャンすると、その時点での血糖値が表示される装置。センサーでは2週間の連続測定と記録ができます。別売りのケトン体値測定キットを使うと、穿刺した血液でケトン体値（β－ヒドロキシ酪酸）を計測することができます。

●ケトスティックス

ケトン体値尿検査試験紙。ケトン体のひとつであるアセト酢酸を計測し、濃度が高くなるほど、ケトン体値が高いことを示します。採取した尿に専用の試験紙を漬けて、試験紙の色の変化によってケトン体の量を知ることができます。ケトン体値出現の有無を調べる測定法としておすすめです。

リブレを使ったケトン体値の測り方

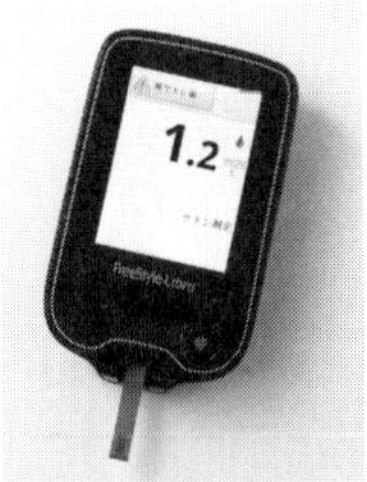

チップに血液をのせて
ケトン体値を計測。

←

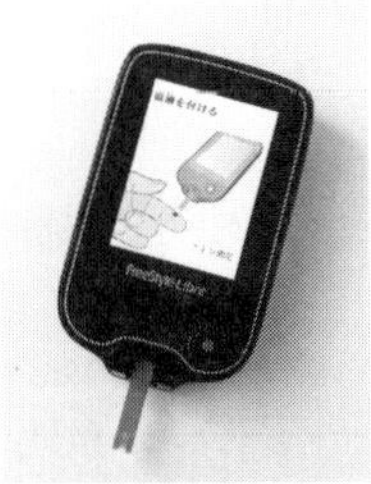

ケトン体値測定電極を
モニターにセット。

←

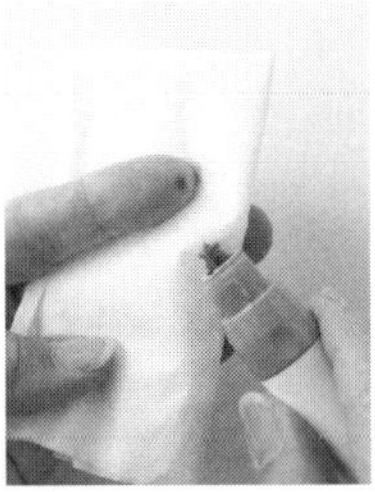

穿刺をして血液を採取。

ケトスティックス

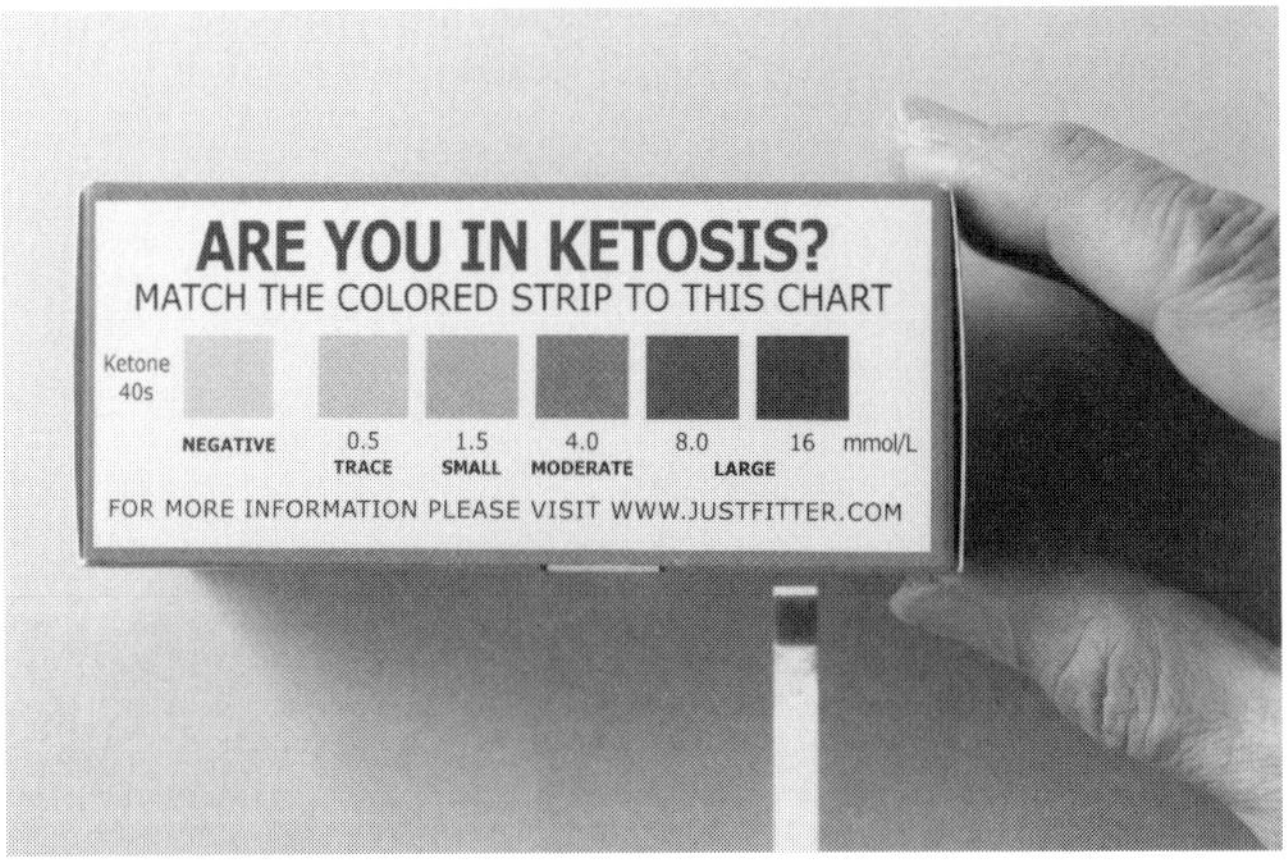

試験紙の色がベージュ（左）ならケトン体は出ていません。右に向かって色が濃い紫になるほどケトン体値が高いことを示します。

Free Styleリブレ

ケトン体値を測るための測定電極。

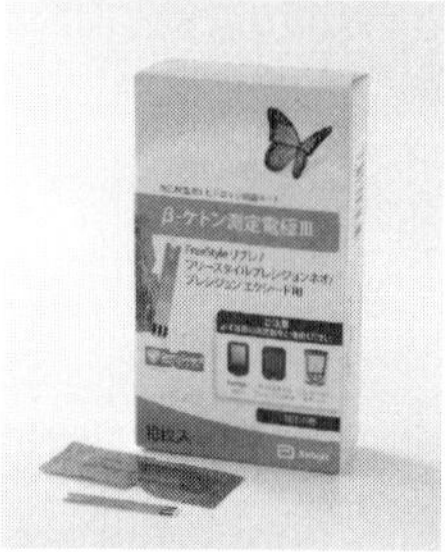

読取装置(Reader)

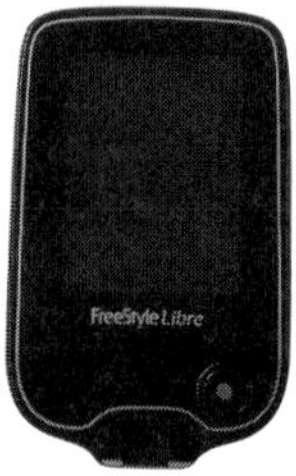

リブレは、皮膚に装着したセンサーで血糖値を測定し、専用のモニターでスキャンすると、その時点での血糖値が表示される装置。センサーでは2週間の連続測定と記録ができます。

※ケトン体値測定キットは別売りです。
※詳しくは宗田マタニティクリニック、もしくはお近くの医療機関へお問い合わせください。

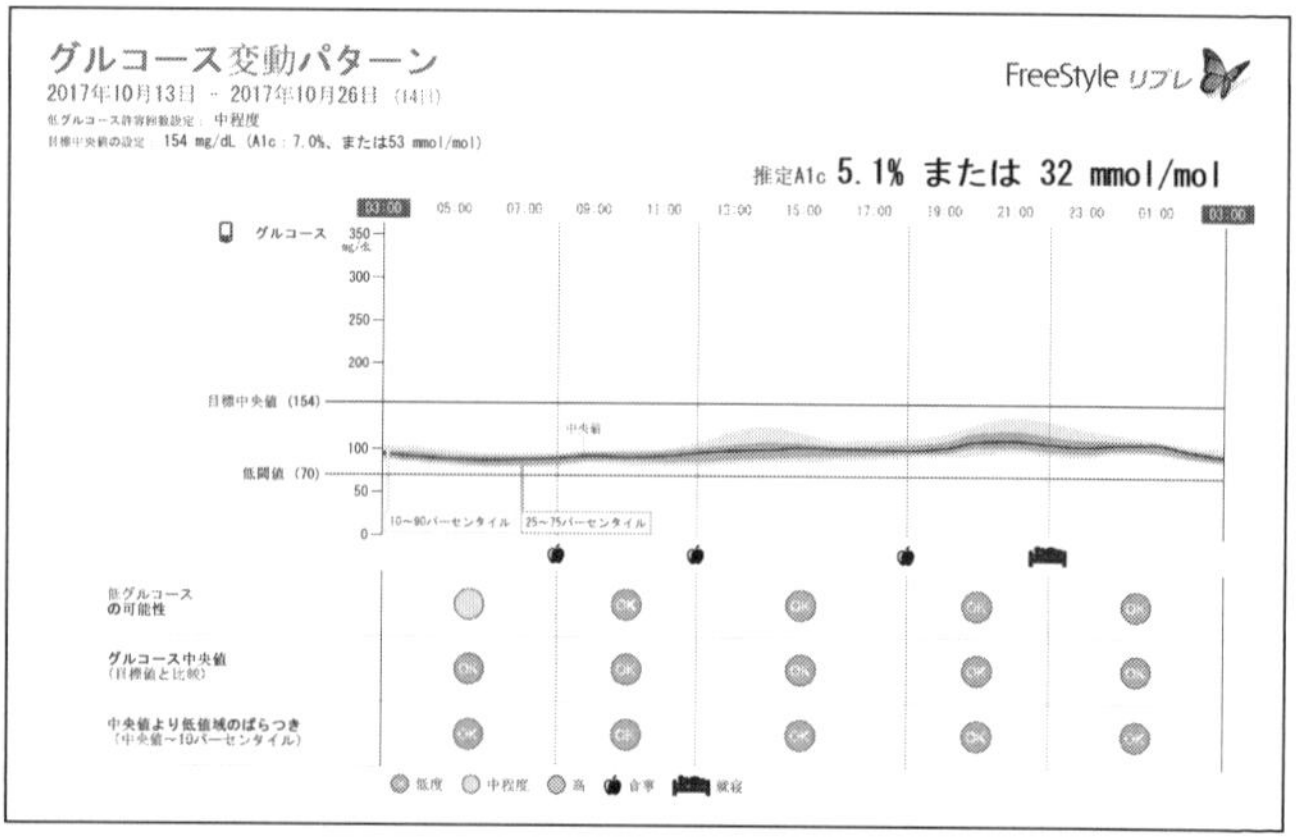

健常者が14日間リブレを装着してグルコースレベルを記録したデータです。グルコースの平均値やケトン体値をデータ化することができます。個人差があります。

著者おすすめのMCTオイル

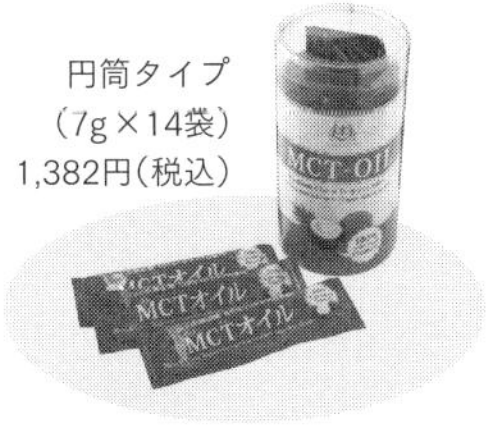

円筒タイプ
（7g×14袋）
1,382円（税込）

仙台勝山館MCTオイル／勝山ネクステージ株式会社

中鎖脂肪酸100％のオイル。原料はココナッツのみ。無味無臭なのでくせがありません。脂肪酸比率はカプリル酸（C8）60％、カプリン酸（C10）40％。

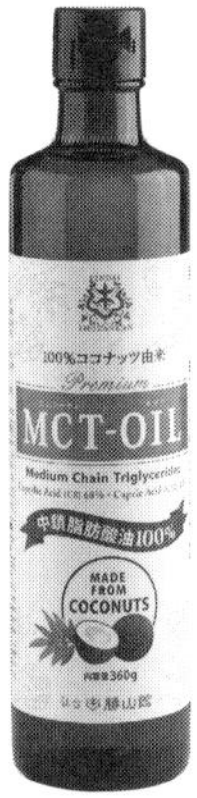

360g
2,380円（税込）

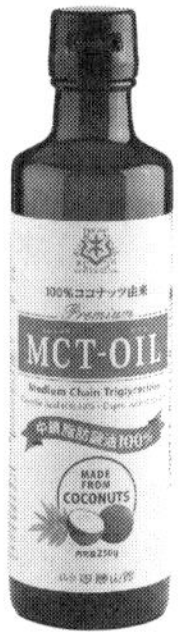

250g
1,787円（税込）

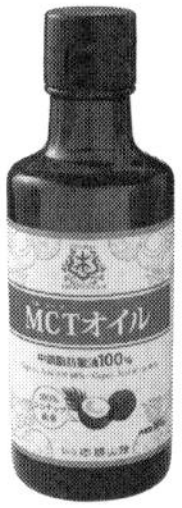

165g
1,404円（税込）

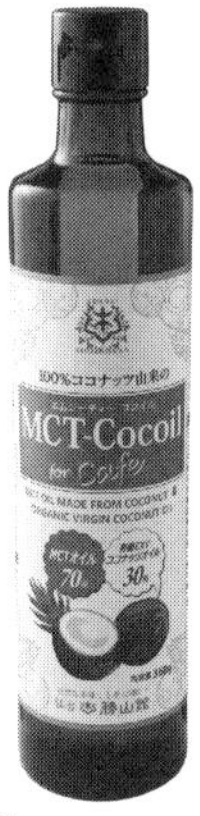

360g
2,380円（税込）

仙台勝山館MCT－Cocoil《ココイル》／勝山ネクステージ株式会社

中鎖脂肪酸87％のオイル。ほのかなココナッツの香りと甘みがあります。脂肪酸比率はカプリル酸（C8）38％、カプリン酸（C10）32％、ラウリン酸（C12）17％で構成されています。

※掲載商品は2017年12月末現在のものであり、価格やパッケージが変更になる可能性もあります。

MCTオイル入りバターコーヒー基本の作り方

作り方はカンタン！　ホットコーヒーにMCTオイルと好みでギーなどのバターを加えて攪拌するだけ！　コーヒーの温度が低いと、オイルやバターが乳化しにくいので、必ずホットコーヒーで作りましょう。

用意するもの

＊ホットコーヒー…350ml
＊MCTオイル…小さじ2(10ml、8g)〜大さじ1(15ml、12g) →分量は加減する
＊ギー…大さじ1(15g)　＊ミルクフローサーなどの泡立て器

❶ MCTオイル 小さじ2〜大さじ1を加える。

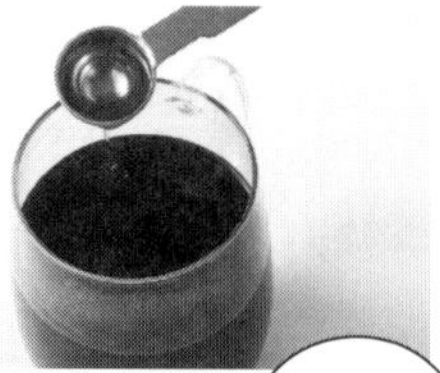

ココナッツオイルは中鎖脂肪酸が約60%、長鎖脂肪酸が約40%含まれているので代用できます。

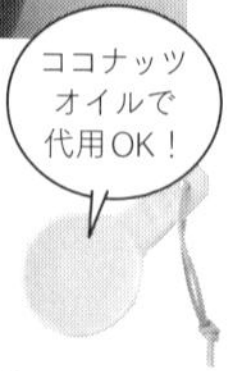
ココナッツオイルで代用OK！

↓

❷ ギー大さじ1を加える。

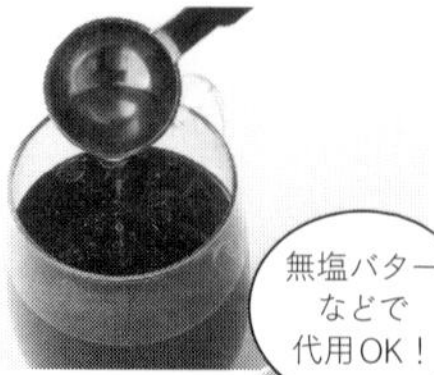

ギーは、無塩バターやグラスフェッドバター14gにしてもOK。

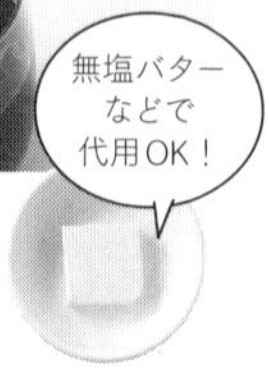
無塩バターなどで代用OK！

❸ よく攪拌する。

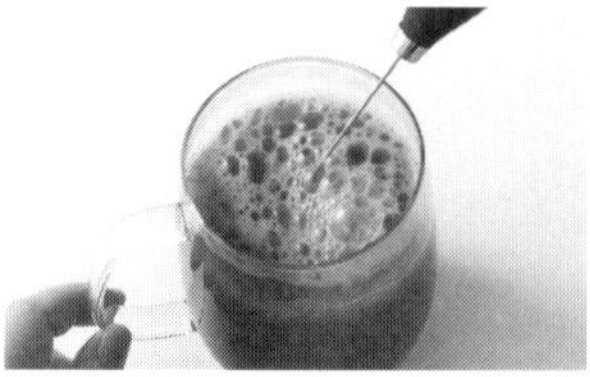

↓

❹ MCTオイルとギーが乳化され、クリーミーな仕上がりになる。

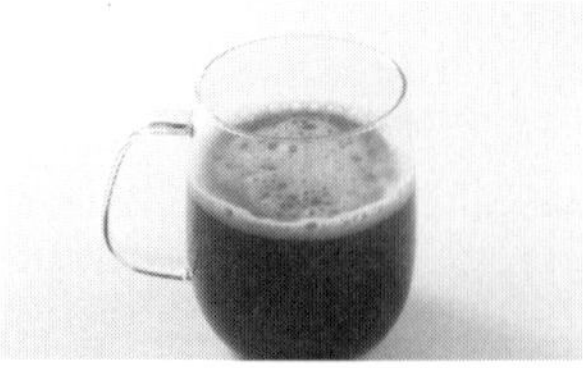

＼1杯あたり／

MCTオイル	糖質	たんぱく質	脂質	エネルギー
小さじ2	2.4g	0.7g	23.0g	220kcal
大さじ1	2.4g	0.7g	27.0g	256kcal

バターコーヒーはよく混ぜてから飲みましょう！

MCTオイルやギーをホットコーヒーに加えたら、攪拌して乳化させてください。
これは、脂肪の燃焼効率をあげるためです。
使う道具により、乳化の度合いが異なります。

小ぶりの泡立て器を使う

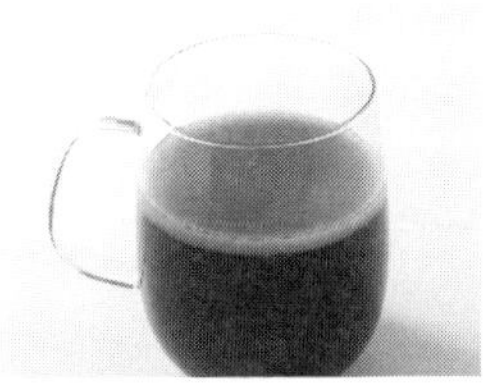
←
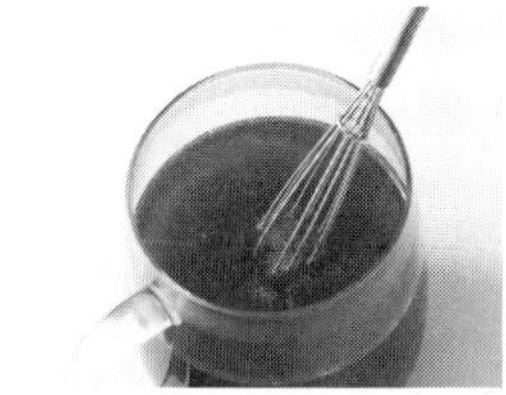

乳化の度合いが弱いので、多少オイルの脂っぽさが残ります。
混ぜた直後は、コーヒー表面にオイルが溜まりやすい。

ミルクフローサーを使う

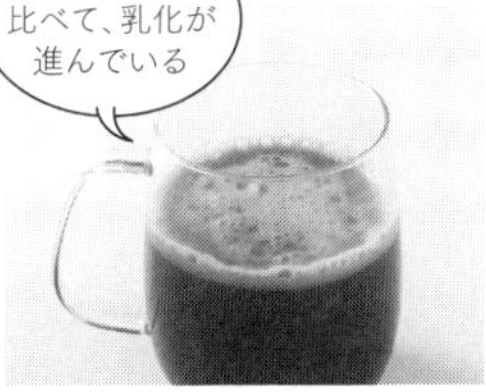
泡立て器と比べて、乳化が進んでいる
←
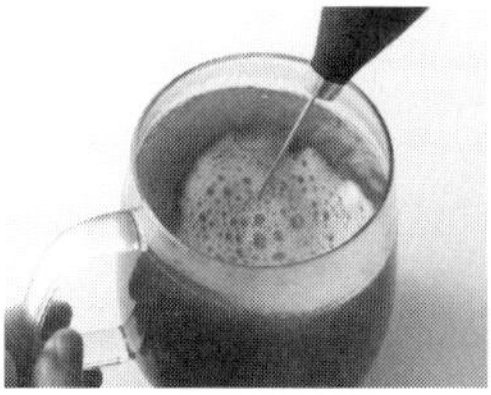

手軽でバターコーヒー作りに必須の道具。揃えておくと便利です。
コーヒーもブラックからカプチーノのような色になります。

ハンドブレンダーを使う

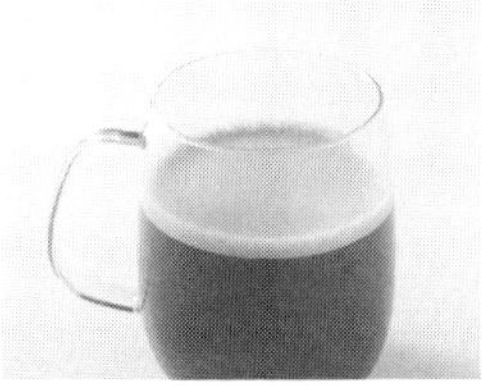
←
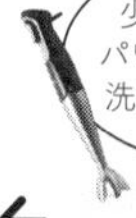
少量の液体をパワフルに攪拌。洗い物も少ない
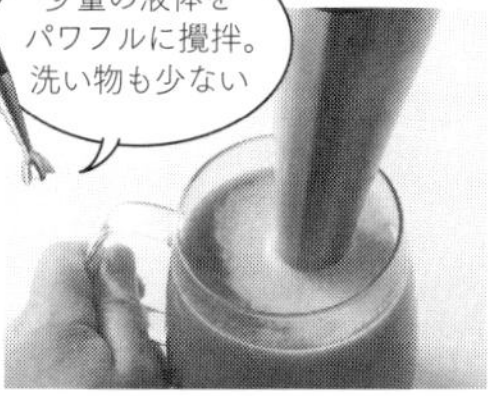

しっかりと乳化できます（ミキサーでも同様に攪拌できます）。
よりクリーミーな仕上がりになり、おいしく飲めます。

付記

ケトジェニックになるための食事法

さまざまな病気を予防する上でも、年をとっても医者いらず、薬いらずの体を手に入れる上でも、今から食生活を切り替えましょう。それには、糖質回路を切り替えて、ケトン体回路を働かせることです。

ダイエットの際は目標体重を目指して強度を強めていただいていいですが、糖尿病予防、認知症予防など健康アップを目指すなら、糖質より高たんぱく、高脂質の食事に切り替えて血糖値を上げすぎない食生活を心掛けてください。

おさらいになりますがケトン体を出すための食事法のポイントを紹介します。

①中鎖脂肪酸オイルを摂る

●ＭＣＴオイル

ケトン体のスイッチを入れる食材の筆頭は、中鎖脂肪酸１００％のＭＣＴオイル。ＭＣＴオイルは、一般的な油脂に含まれる長鎖脂肪酸に比べて速やかに消化吸収され、エネルギーになります。加熱すると、一般の油より低温の状態でも煙が出て泡立ちが起こるなど危険なので加熱はしないでください。バターコーヒー（Ｐ１５８）に入れたり、料理の際の仕上げにかけたり、混ぜたりして使いましょう。１回の使用量は大さじ1（15ml、12g）を目安に。

先述した通りＭＣＴオイルには原料が２つあります。

中鎖脂肪酸はココナッツ（ココヤシ）とパームヤシ（アブラヤシ）の種子に含まれています。そのため、ＭＣＴオイルもココナッツ由来のもの、パームヤシ由来のもの、混合のものに製品が分かれています。選ぶときの参考にしましょう。

ケトン食ピラミッド

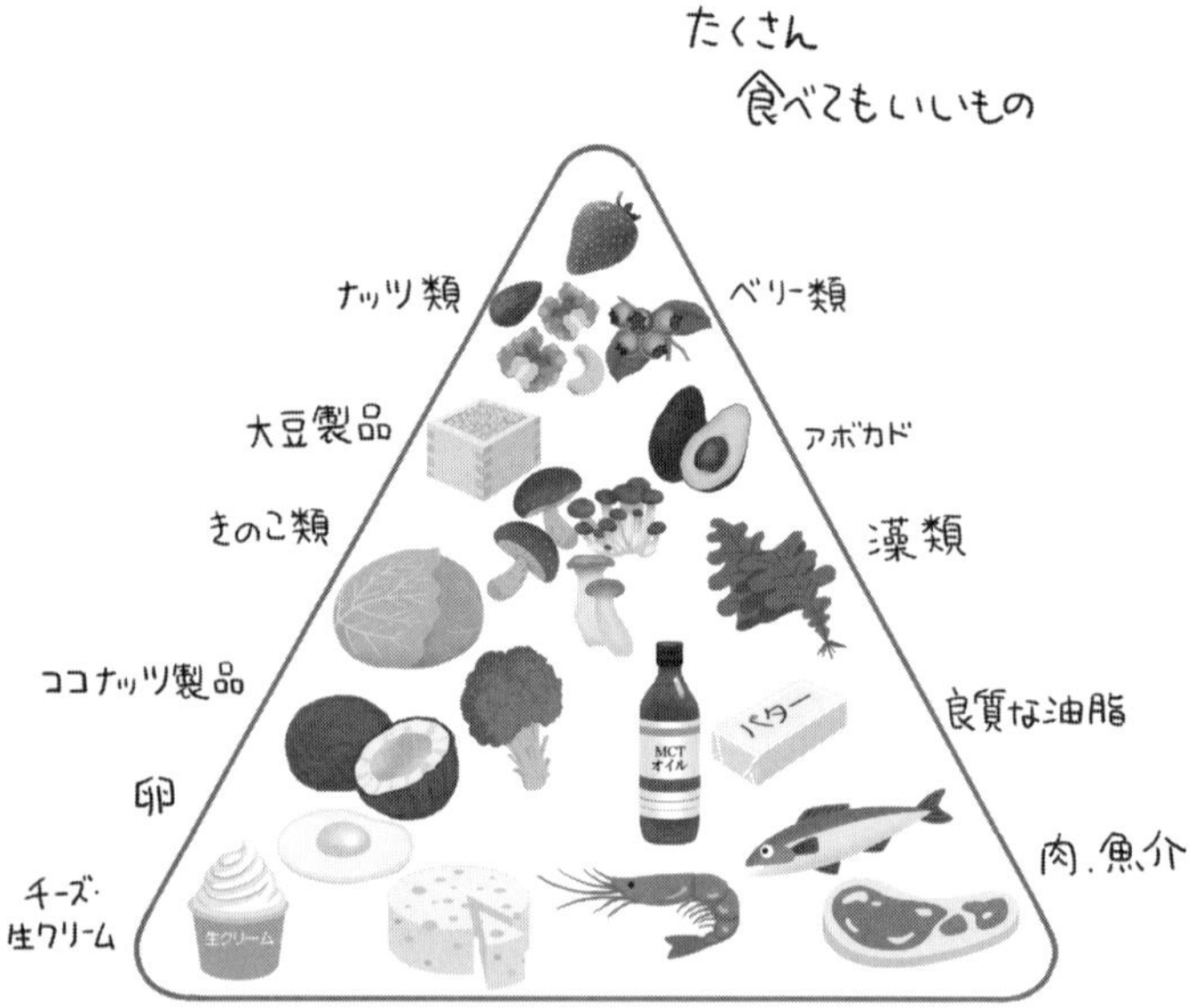

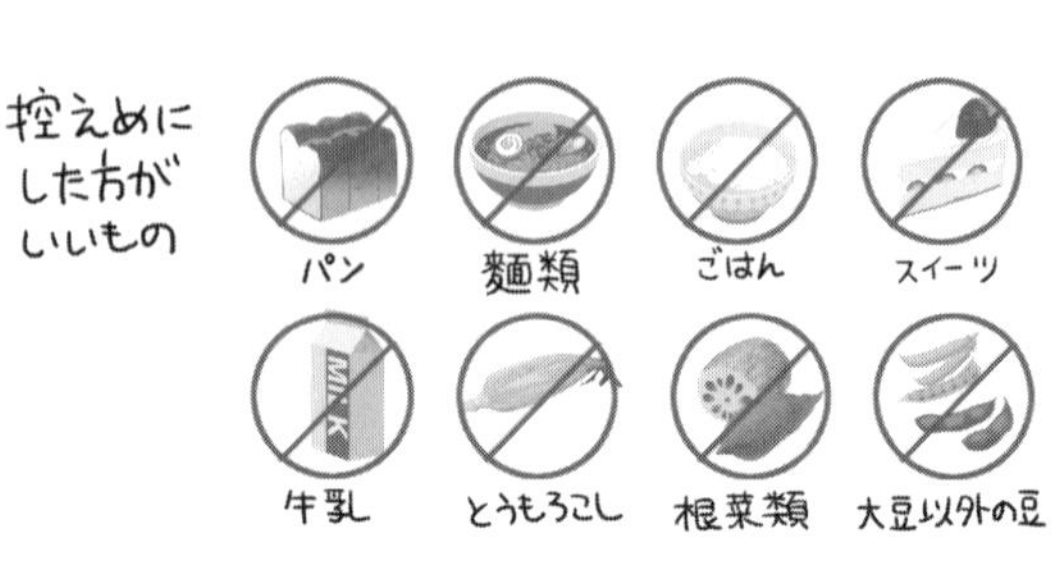
控えめに
した方が
いいもの
パン
麺類
ごはん
スイーツ
牛乳
とうもろこし
根菜類
大豆以外の豆

ケトン体アップ食材は、高たんぱくで高脂肪。

●ココナッツオイル

ココナッツの種子内部にある胚乳から抽出された油脂で、脂肪酸の比率は中鎖脂肪酸が約60％、長鎖脂肪酸が約40％。中鎖脂肪酸の80％がラウリン酸（炭素数12）のため、ＭＣＴオイルと比較するとケトン体の生成、促進が緩やかといわれています。ココナッツオイルは、加熱にも向いています。バターコーヒーに入れたり、バターやオイルの代わりに料理に使ったりすることができます。

②食事バランスを炭水化物２：たんぱく質４：脂肪４にする

従来の栄養学の常識では、炭水化物６：たんぱく質２：脂肪２が推奨されていますが、この栄養学の指導は、根拠がないことがわかってきています。糖質量の高い食品を控えめにして、血糖値を上げない食事＝高たんぱく、高脂質の食事を心掛けましょう。そのためには食事の中心を肉、卵、チーズに献立を考えるといいでしょう。

ほかにもケトン体をキープするのにおすすめの食材が、**大豆製品、ナッツ類（特にくるみ）、生クリーム、ココナッツミルクやココナッツバターなどのココナッツ製品、きのこ類、アボカド、ベリー類です。**詳しくは、P162の「ケトン食ピラミッド」を参考にしてください。

③食事から糖質を減らす

ケトン体を出すには一日の糖質量50gを目安にしましょう。そして糖質を摂るなら昼間に。健常人の場合、

栄養成分表示の見方

栄養成分表示：100g当り

エネルギー	659 kcal
たんぱく質	17.3 g
脂　　質	60.4 g
炭水化物	17.2 g
（糖　質）	（ 6.1 g ）
（食物繊維）	（11.1 g ）
ナトリウム	0mg
（食塩相当量）	（　0 g）

市販の加工品は、栄養成分表示を確認しましょう。糖質の明記がない場合は、炭水化物－食物繊維＝糖質量となります。食物繊維の記載がなければ、炭水化物の量を糖質量とみなします。

1gの糖質は血糖値を1mg/dl上昇させます。

同時に、主食を控えるのはもとより、高糖質な食材の摂りすぎに注意しつつ、たくさん食べても安心な低糖質な食材を選ぶようにしましょう。料理の際には調味料も吟味しましょう。P166~169を参考にしてください。また、市販の加工品は栄養成分表示をチェックする習慣をつけましょう。

④カロリー制限はしない

気をつけたいのは、糖質制限とカロリー制限を同時に行わないこと。カロリーを減らすことで基礎代謝も落ちてしまいます。糖質を減らした分は、ケトン体アップ食材を積極的に増やしましょう。

ローカーボ（低糖質）食材

肉、魚介、きのこ類、海藻類は糖質量を気にする必要なし。
野菜は葉物野菜を中心に摂るといいでしょう。

乳製品

チーズ全般が低糖質。青カビ系は塩分に注意。生クリーム、バターも低い

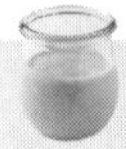

ココナッツミルク（30g）
糖質0.8g

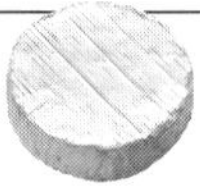

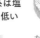

カマンベールチーズ（100g）
糖質0.9g

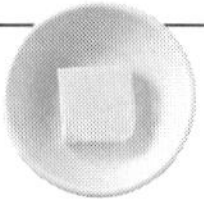

バター（無塩）（10g）
糖質0g

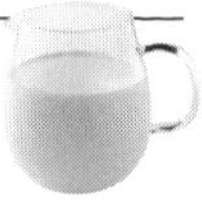

生クリーム（乳脂肪15g）
糖質0.5g

海藻類

ところてん、めかぶ、もずくは糖質0。ひじきも低糖質

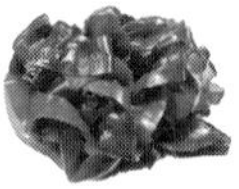

わかめ（50g）　糖質0.7g

卵類

鶏卵のほか、うずらの卵、ピータンも低い

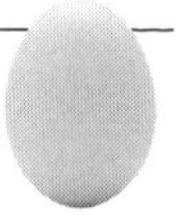

鶏卵（1個60g）　糖質0.2g

魚介類

練り製品、みりん干し、味付け缶詰めのほかは魚や貝類は全般的に糖質が低い

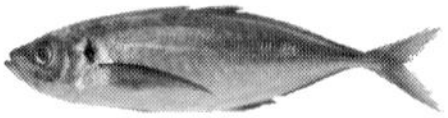

まあじ（90g）　糖質0g

きのこ類

きのこ全般糖質は低い。マッシュルームは糖質0

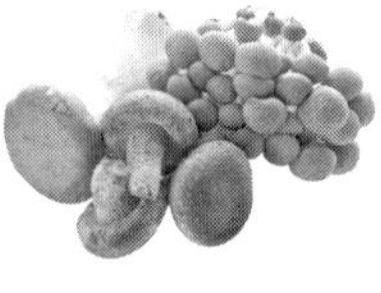

えりんぎ（30g）　糖質0.7g
しいたけ（15g）　糖質0.2g
ぶなしめじ（20g）　糖質0.3g

豆類

大豆、大豆加工品は豆類の中でも低糖質

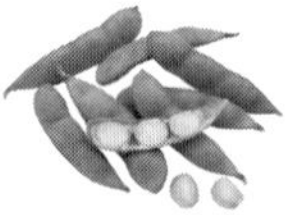

枝豆（50g）
糖質1g

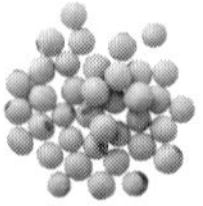

大豆（水煮缶詰20g）
糖質0.2g

酒類

焼酎、ウイスキー、ウォッカ、ブランデーなどの蒸留酒は糖質0。赤ワインも低糖質

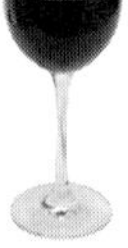

赤ワイン（1杯100ml）
糖質1.5g

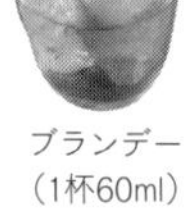

ブランデー（1杯60ml）
糖質0g

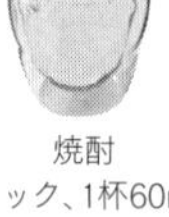

焼酎（ロック、1杯60ml）
糖質0g

参考文献：江部康二（監修）『増補新版　食品別糖質量ハンドブック』（洋泉社）

肉類

牛肉、豚肉、鶏肉、ラム肉、馬肉に加え、肉加工品も低糖質（加工品は表示を確認）

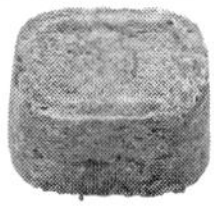
コンビーフ缶詰
（1缶100g）
糖質1.7g

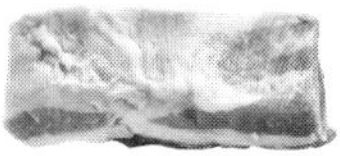
豚バラ肉
（100g）
糖質0.1g

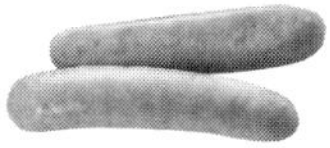
ウインナーソーセージ
（1本10g）
糖質0.3g

野菜類

青菜や葉物野菜と人根は基本的に低糖質。以下の食材もおすすめ

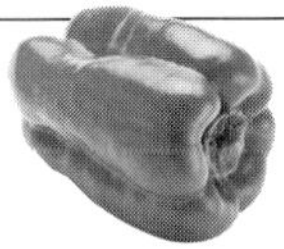
青ピーマン（45g）
糖質1.1g

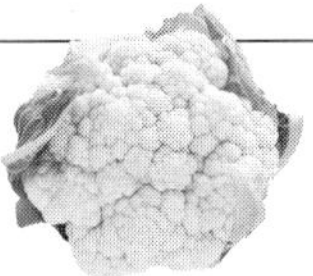
カリフラワー（70g）
糖質1.6g

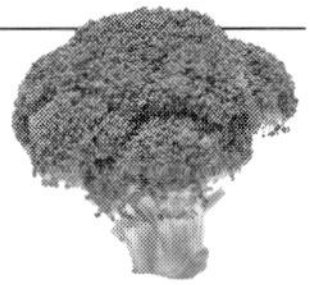
ブロッコリー（50g）
糖質0.4g

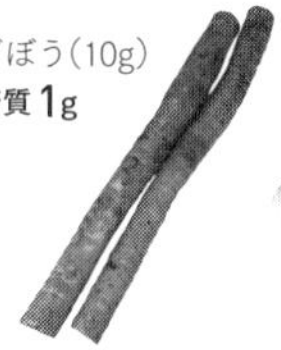
ごぼう（10g）
糖質1g

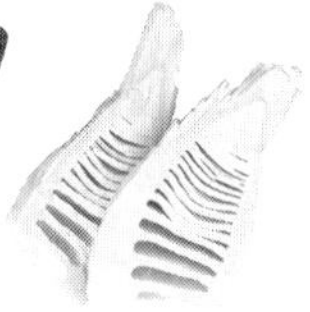
たけのこ（275g）
糖質2.1g

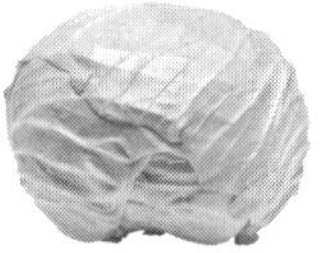
キャベツ（30g）
糖質1g

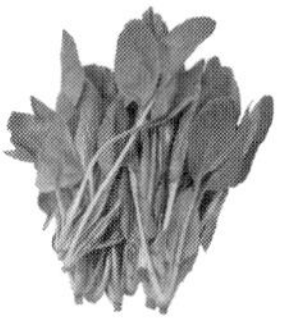
ほうれんそう（50g）
糖質0.1g

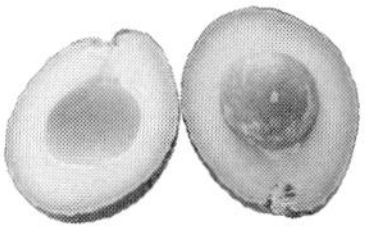
アボカド（1個235g）
糖質1.5g

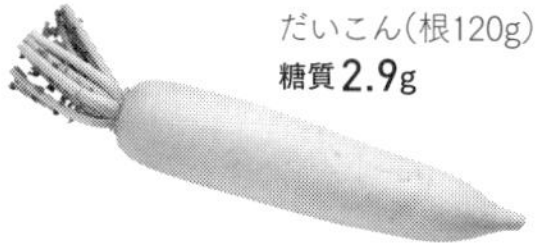
だいこん（根120g）
糖質2.9g

調味料

しょうゆ、酢、マヨネーズ、香辛料を活用しよう

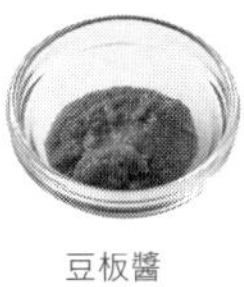
豆板醤
（小さじ1、6g）
糖質0.2g

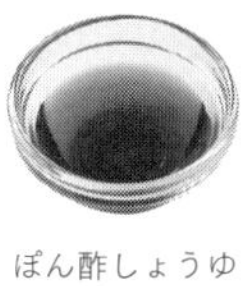
ぽん酢しょうゆ
（18g）
糖質1.4g

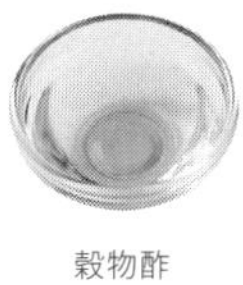
穀物酢
（大さじ1、15g）
糖質0.4g

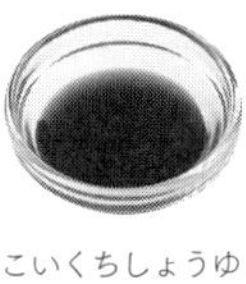
こいくちしょうゆ
（大さじ1、18g）
糖質1.8g

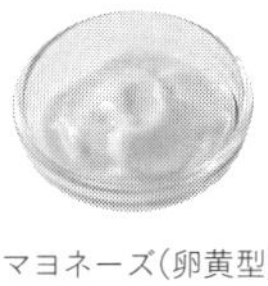
マヨネーズ（卵黄型）
（大さじ1、12g）
糖質0.2g

ハイカーボ(高糖質)食材

主食は1食分でも高糖質なので、半分くらいを目安に。
根菜類や調味料は糖質高めのものは吟味して。

主食

特に注意

糖質の高い主食は、食べる量を考えて。春雨もでんぷんが原料なので注意

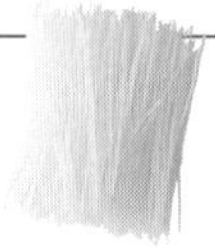

春雨（乾、30g）糖質25.6g

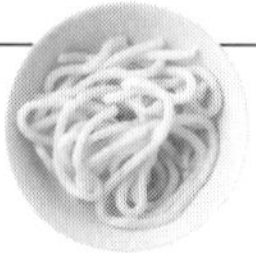

うどん（ゆで、1食分300g）糖質62.4g

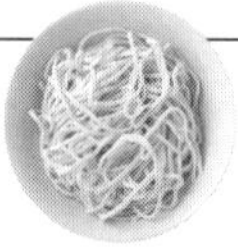

中華麺（ゆで、1食分190g）糖質53g

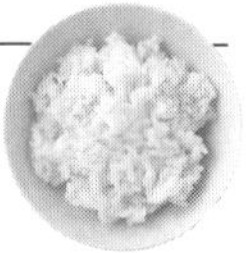

ごはん(白米)（1膳150g）糖質55.2g

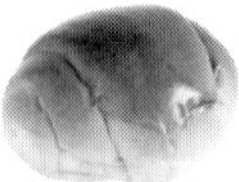

ロールパン（30g）糖質14g

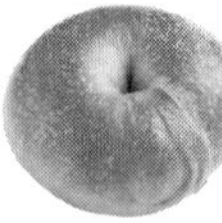

ベーグル（90g）糖質46.9g

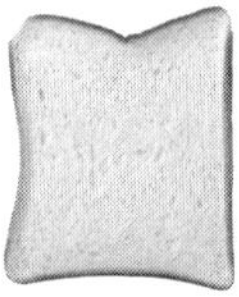

食パン（6枚切り1枚60g）糖質26.6g

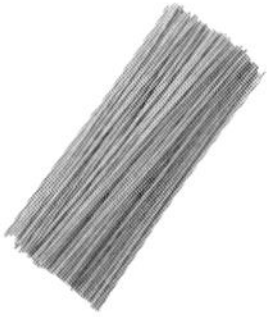

干しそば（ゆで、1食分260g）糖質53.6g

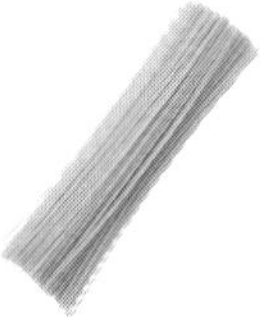

スパゲッティ（乾、1食分100g）糖質71.2g

豆類

大豆以外は糖質が高めなので摂る量、調理法を考えて

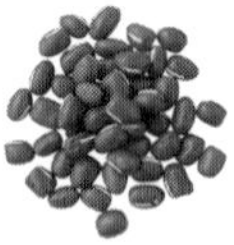

あずき(ゆで、20g) 糖質2.5g

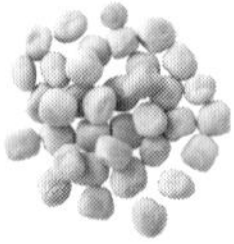

エンドウ豆(ゆで、15g) 糖質2.6g

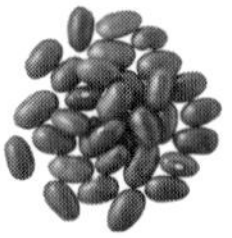

インゲン豆(ゆで、20g) 糖質2.3g

酒類

日本酒やビールなどの醸造酒は高糖質。甘いリキュール類も注意

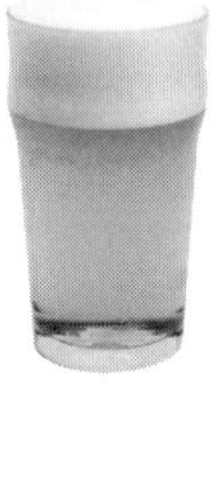

ビール(1杯200ml) 糖質6.2g

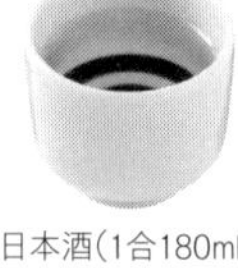

日本酒(1合180ml) 糖質8.1g

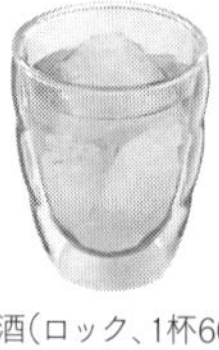

梅酒(ロック、1杯60ml) 糖質12.4g

野菜類

土の中で育つ根菜類は摂る量を控えめに

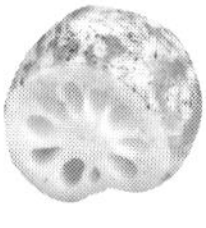

れんこん
（25g）
糖質3.4g

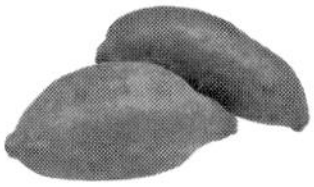

さつまいも
（70g）
糖質18.9g

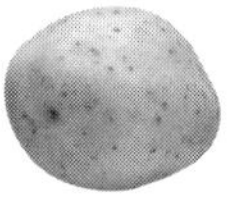

じゃがいも
（110g）
糖質16.1g

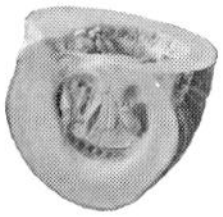

かぼちゃ
（60g）
糖質10.3g

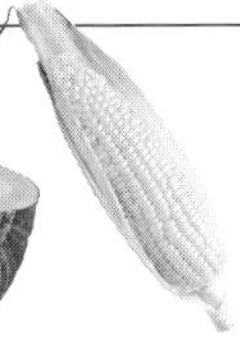

トウモロコシ
（240g）
糖質16.6g

＊注意が必要な野菜

基本1個ぐらいなら大丈夫ですが多量に食べないほうがいいもの

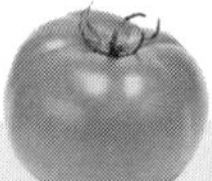

トマト
（220g）
糖質7.9g

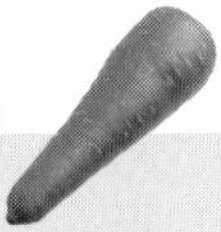

にんじん
（30g）
糖質1.9g

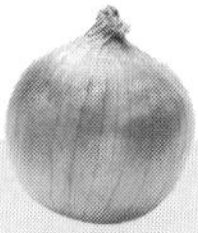

玉ねぎ
（200g）
糖質13.5g

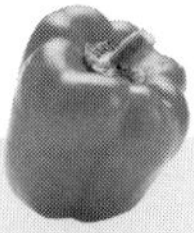

赤ピーマン
（145g）
糖質7.3g

乳製品

牛乳や加糖ヨーグルトは表示を要チェック

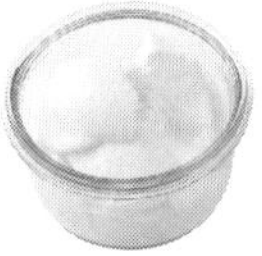

ヨーグルト
（脱脂加糖100g）
糖質11.9g

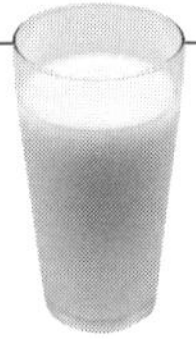

牛乳
（210g）
糖質10.1g

調味料

油脂は糖質0ですが、甘めの調味料やソース、たれは注意

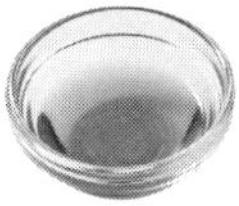

本みりん
（大さじ1、18g）
糖質7.8g

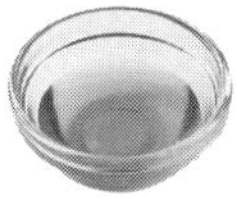

はちみつ
（大さじ1、21g）
糖質16.7g

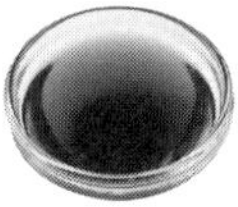

めんつゆ
（ストレート150g）
糖質13.1g

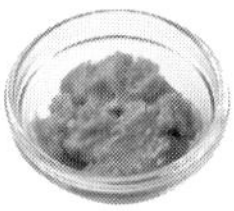

甘みそ
（大さじ1、18g）
糖質5.8g

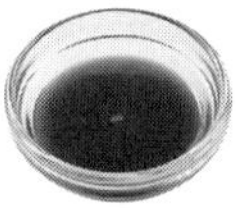

中濃ソース
（大さじ1、18g）
糖質5.4g

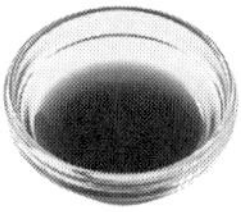

ウスターソース
（大さじ1、18g）
糖質4.7g

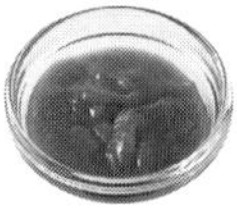

トマトケチャップ
（大さじ1、15g）
糖質3.8g

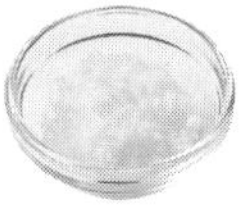

上白糖
（15g）
糖質14.9g

あとがき

　わたしは産婦人科医ですが、胎盤も胎児も新生児も高いケトン体値であることを発見しました。母乳は高脂肪であり、新生児の脳の発達に脂肪・ケトン体が重要なエネルギー源になっていることもわかってきています。ケトン体については誤解も多く、その大切さについて知っていただこうと思い、本書を上梓しました。

　糖尿病の患者数は２０１６年には１０００万人を超え、透析患者数も30万人と増え続ける一方です。そんな中で糖質制限は危ないという世間の風潮も変化しつつあります。栄養学と医学の世界では、この数年で、大きな変化がありました。

１　アメリカ糖尿病学会が糖質制限食を認めたこと（２０１３年10月）

２　厚労省がコレステロールの食事を控えようという摂取制限を撤廃したこと（２０

15年4月）
3　重症てんかん患者へのケトン食の保険適応（2016年3月）
4　尿に糖を排泄する薬SGLT2阻害薬に劇的な効果が出ていること
5　2週間連続で血糖値を計測、リアルタイムにデータを把握できる医療機器「リブレ」が安価になり、保険適応になったこと（2017年9月）

1について、アメリカ糖尿病学会では2007年まで糖質制限食の有効性を否定していましたが、新たな研究事実を検証した結果、糖質制限食を2013年10月に正式に認めました。糖質制限食の有効性が正式に認められたのです。日本糖尿病学会では、このことをきっかけに学会の重鎮の学者たちも、態度を変え始めています。

2について、肉や脂肪は「コレステロールが上がるから食べすぎないように」と指導されてきましたが、「日本人の食事摂取基準（2015年版）」で、食事からの摂取抑制目標値を撤廃し、公式に否定されました。

3について、薬でコントロールできない2〜3割の難治性てんかんの患者さんに、ケトン食を摂っていただくと、脳が糖質の代わりにケトン体を栄養源に活動するようになり、発作が減ると考えられています。これらのケトン食に関して、2016年3月に保険適応が認められたことは、大量の薬を投与されていた患者さんにも朗報で、ケトン体が脳に保護的に働くことが証明されたといえます。

4について、SGLT2阻害薬については第3章で説明した通りです。薬による糖質制限が、今後の糖尿病治療の切り札になるでしょう。

5について、糖尿病の患者さんにとって24時間連続血糖値を測定することは、食事でどのように血糖値が変化するかを自分で確かめることになります。糖質制限の重要性をリアルタイムに見ることができる器具といえるでしょう。

日本では1万年前、農耕が始まって、さらにはその究極の姿である、米と小麦の改良が、大量の食糧をもたらしますが、それはまた精製された糖質を生み出しました。また砂糖に始まる甘味料の改良や大量生産は、一瞬で血糖値を上げる食べ物や飲み物を作り出します。この100年間で、それまでには口にすることもなかった、糖質が簡単に手に入るようになって、日常の食生活は一変したのです。

今でも多くの医師や栄養学者は、「炭水化物（糖質）は健康的で、脂肪は体に悪い」といい続けています。生活習慣病のために「脂肪や肉は、あまり食べないように」と指導します。ところが糖尿病やがんの患者さんは減る気配もなく、脂肪や肉を食べる欧米と比べても、日本は高止まりしています。長年、脂質を制限しているのに、効果がないなら生活習慣病の原因は脂質ではないはずです。

私のクリニックで、管理栄養士を常駐させて本格的な糖質制限の栄養指導を始めて6年になります。現在、その指導を受けて1人目を出産した妊娠糖尿病のお母さんが続々と2人目の赤ちゃんを妊娠・出産しています。彼女たちは、もはや妊娠糖尿病の「患者さん」ではありません。お産後も緩やかでも糖質制限を続けている方が多く、皆さんが、2人目では妊娠糖尿病を発症していないのです。そして子供の成長に大切な栄養、たんぱく質や脂肪を考えた子育てをしています。どのお母さんも子供の成長・発達に満足していることはうれしいことです。

今まで悪者にされてきた脂質・脂肪酸由来の「ケトン体」こそが、実は、人類にとって、ミトコンドリアを手に入れて以来の生物進化史が示すように、大切なエネルギー源ではないでしょうか。

私たちは、今の糖質偏重の栄養摂取から、脂肪・たんぱく質を重視した食生活を提案し、大きな成果を上げてきました。ただ、当然ながら、穀物の膨大な生産量に比べると肉や卵の供給量には限度があります。そこで、ケトン体質にする上で大きな役割を果たす脂質の中で、「ＭＣＴオイルを利用する」というひとつの方法を提案して、本書をまとめました。

ココナッツオイルやバターなど、有用な候補がほかにもありますが、ＭＣＴオイルは、ケトン体にすぐに変わるという利点を持ち、単独ではなく、調味料や飲料などに加えても、無味無臭で癖もなく、使い勝手がいい便利なものです。長く主食であった穀物を減らして、ヒトの健康に役に立つ食べ物とは、何か？　真の栄養バランスとは何か？

そのために、ＭＣＴオイルについて、理解され、いろいろなバリエーションが考えられて、食生活の新たな展開が広がっていくことに、本書が役に立つことができたら、望外の幸せです。

新しい食材として、ＭＣＴオイルの利用法を今後も追及、研究、普及していきたいと思います。

宗田哲男

著者　宗田哲男（むねた・てつお）
1947年千葉県生まれ。1965年北海道大学理学部地質学鉱物学科入学。卒業後は国際航業に入社、地質調査などに従事。その後医師を志し、1973年帝京大学医学部入学。卒業後は小豆沢病院、立川相互病院勤務を経て、1992年千葉県市原市に宗田マタニティクリニック開院。監修『MCTオイルをプラスでさらに効果的　ケトン体でやせる！ バターコーヒーダイエット』（弊社刊）のほか、著書に『ケトン体が人類を救う 糖質制限でなぜ健康になるのか』（光文社新書）、『「ケトン体」こそ人類史上、最強の薬である 病気にならない体へ変わる〝正しい糖質制限〟』（カンゼン）などがある。近年はFacebookグループ「糖質制限・ケトン体の奇跡」代表。糖尿病妊娠、妊娠糖尿病の糖質制限による管理で成果をあげている。
宗田マタニティクリニック　tel 0436-24-4103

商品協力
＊勝山ネクステージ株式会社（仙台勝山館MCTオイル）
〒980-0011 宮城県仙台市青葉区上杉5丁目3-36 第三勝山ビル2F
tel 022-722-3750
http://www.shozankan-shop.com/

最強の油・MCTオイルで病気知らずの体になる！
認知症、糖尿病、うつ病予防＆ダイエット効果も

2018年2月18日　初版印刷
2018年2月28日　初版発行
著　　者　　宗田哲男
発 行 者　　小野寺優
発 行 所　　株式会社河出書房新社
〒151-0051 東京都渋谷区千駄ヶ谷2-32-2
電話 03-3404-8611（編集）
03-3404-1201（営業）
http://www.kawade.co.jp/
印刷・製本　凸版印刷株式会社

ISBN978-4-309-28665-5
Printed in Japan